国家出版基金项目
NATIONAL PUBLICATION FOUNDATION

中国中药资源大典
——中药材系列

中药材生产加工适宜技术丛书
中药材产业扶贫计划

半夏生产加工适宜技术

总 主 编　黄璐琦

主　　编　周　涛　肖承鸿

U0207044

中国医药科技出版社

内 容 提 要

　　《中药材生产加工适宜技术丛书》以全国第四次中药资源普查工作为抓手，系统整理我国中药材栽培加工的传统及特色技术，旨在科学指导、普及中药材种植及产地加工，规范中药材种植产业。本书为半夏生产加工适宜技术，包括：概述、半夏药用资源、半夏栽培技术、半夏特色适宜技术、半夏药材质量评价、半夏现代研究与应用、半夏市场动态及产业化发展等内容。本书适合中药种植户及中药材生产加工企业参考使用。

图书在版编目（CIP）数据

　　半夏生产加工适宜技术 / 周涛，肖承鸿主编 . — 北京：中国医药科技出版社，2017.11（2024.9重印）

　　（中国中药资源大典 . 中药材系列 . 中药材生产加工适宜技术丛书）

　　ISBN 978-7-5067-9515-9

　　Ⅰ . ①半… Ⅱ . ①周… ②肖… Ⅲ . ①半夏—中药加工 Ⅳ . ① R282.71

　　中国版本图书馆 CIP 数据核字（2017）第 202463 号

美术编辑　陈君杞
版式设计　锋尚设计

出版　中国医药科技出版社
地址　北京市海淀区文慧园北路甲 22 号
邮编　100082
电话　发行：010-62227427　邮购：010-62236938
网址　www.cmstp.com
规格　710×1000mm 　$^1/_{16}$
印张　7$^1/_4$
字数　69 千字
版次　2017 年 11 月第 1 版
印次　2024 年 9 月第 2 次印刷
印刷　北京盛通印刷股份有限公司
经销　全国各地新华书店
书号　ISBN 978-7-5067-9515-9
定价　21.00 元

版权所有　盗版必究
举报电话：010-62228771
本社图书如存在印装质量问题请与本社联系调换

中药材生产加工适宜技术丛书
—— 编委会 ——

总 主 编 黄璐琦

副 主 编 （按姓氏笔画排序）

王晓琴	王惠珍	韦荣昌	韦树根	左应梅	叩根来
白吉庆	吕惠珍	朱田田	乔永刚	刘根喜	闫敬来
江维克	李石清	李青苗	李旻辉	李晓琳	杨 野
杨天梅	杨太新	杨绍兵	杨美权	杨维泽	肖承鸿
吴 萍	张 美	张 强	张水寒	张亚玉	张金渝
张春红	张春椿	陈乃富	陈铁柱	陈清平	陈随清
范世明	范慧艳	周 涛	郑玉光	赵云生	赵军宁
胡 平	胡本详	俞 冰	袁 强	晋 玲	贾守宁
夏燕莉	郭兰萍	郭俊霞	葛淑俊	温春秀	谢晓亮
蔡子平	滕训辉	瞿显友			

编　　委 （按姓氏笔画排序）

王利丽	付金娥	刘大会	刘灵娣	刘峰华	刘爱朋
许 亮	严 辉	苏秀红	杜 弢	李 锋	李万明
李军茹	李效贤	李隆云	杨 光	杨晶凡	汪 娟
张 娜	张 婷	张小波	张水利	张顺捷	陈清平
林树坤	周先建	赵 峰	胡忠庆	钟 灿	黄雪彦
彭 励	韩邦兴	程 蒙	谢 景	谢小龙	雷振宏

学术秘书 程 蒙

—— 本书编委会 ——

主　编　周　涛　肖承鸿

编写人员　（按姓氏笔画排序）

　　　　　　丁　铃（毕节医学高等专科学校）

　　　　　　江维克（贵阳中医学院）

　　　　　　杨昌贵（贵阳中医学院）

　　　　　　肖承鸿（贵阳中医学院）

　　　　　　周　涛（贵阳中医学院）

　　　　　　赵　丹（贵阳中医学院）

序

我国是最早开始药用植物人工栽培的国家，中药材使用栽培历史悠久。目前，中药材生产技术较为成熟的品种有200余种。我国劳动人民在长期实践中积累了丰富的中药种植管理经验，形成了一系列实用、有特色的栽培加工方法。这些源于民间、简单实用的中药材生产加工适宜技术，被药农广泛接受。这些技术多为实践中的有效经验，经过长期实践，兼具经济性和可操作性，也带有鲜明的地方特色，是中药资源发展的宝贵财富和有力支撑。

基层中药材生产加工适宜技术也存在技术水平、操作规范、生产效果参差不齐问题，研究基础也较薄弱；受限于信息渠道相对闭塞，技术交流和推广不广泛，效率和效益也不很高。这些问题导致许多中药材生产加工技术只在较小范围内使用，不利于价值发挥，也不利于技术提升。因此，中药材生产加工适宜技术的收集、汇总工作显得更加重要，并且需要搭建沟通、传播平台，引入科研力量，结合现代科学技术手段，开展适宜技术研究论证与开发升级，在此基础上进行推广，使其优势技术得到充分的发挥与应用。

《中药材生产加工适宜技术》系列丛书正是在这样的背景下组织编撰的。该书以我院中药资源中心专家为主体，他们以中药资源动态监测信息和技术服务体系的工作为基础，编写整理了百余种常用大宗中药材的生产加工适宜技术。全书从中药材

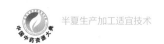

的种植、采收、加工等方面进行介绍，指导中药材生产，旨在促进中药资源的可持续发展，提高中药资源利用效率，保护生物多样性和生态环境，推进生态文明建设。

丛书的出版有利于促进中药种植技术的提升，对改善中药材的生产方式，促进中药资源产业发展，促进中药材规范化种植，提升中药材质量具有指导意义。本书适合中药栽培专业学生及基层药农阅读，也希望编写组广泛听取吸纳药农宝贵经验，不断丰富技术内容。

书将付梓，先睹为悦，谨以上言，以斯充序。

中国中医科学院　院长

中国工程院院士　张伯礼

丁酉秋于东直门

总 前 言

中药材是中医药事业传承和发展的物质基础，是关系国计民生的战略性资源。中药材保护和发展得到了党中央、国务院的高度重视，一系列促进中药材发展的法律规划的颁布，如《中华人民共和国中医药法》的颁布，为野生资源保护和中药材规范化种植养殖提供了法律依据；《中医药发展战略规划纲要（2016—2030年）》提出推进"中药材规范化种植养殖"战略布局；《中药材保护和发展规划（2015—2020年）》对我国中药材资源保护和中药材产业发展进行了全面部署。

中药材生产和加工是中药产业发展的"第一关"，对保证中药供给和质量安全起着最为关键的作用。影响中药材质量的问题也最为复杂，存在种源、环境因子、种植技术、加工工艺等多个环节影响，是我国中医药管理的重点和难点。多数中药材规模化种植历史不超过30年，所积累的生产经验和研究资料严重不足。中药材科学种植还需要大量的研究和长期的实践。

中药材质量上存在特殊性，不能单纯考虑产量问题，不能简单复制农业经验。中药材生产必须强调道地药材，需要优良的品种遗传，特定的生态环境条件和适宜的栽培加工技术。为了推动中药材生产现代化，我与我的团队承担了农业部现代农业产业技术体系"中药材产业技术体系"建设任务。结合国家中医

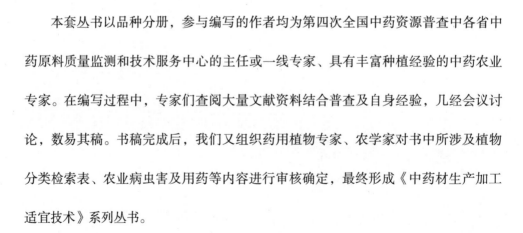

药管理局建立的全国中药资源动态监测体系，致力于收集、整理中药材生产加工适宜技术。这些适宜技术限于信息沟通渠道闭塞，并未能得到很好的推广和应用。

本丛书在第四次全国中药资源普查试点工作的基础下，历时三年，从药用资源分布、栽培技术、特色适宜技术、药材质量、现代应用与研究五个方面系统收集、整理了近百个品种全国范围内二十年来的生产加工适宜技术。这些适宜技术多源于基层，简单实用、被老百姓广泛接受，且经过长期实践、能够充分利用土地或其他资源。一些适宜技术尤其适用于经济欠发达的偏远地区和生态脆弱区的中药材栽培，这些地方农民收入来源较少，适宜技术推广有助于该地区实现精准扶贫。一些适宜技术提供了中药材生产的机械化解决方案，或者解决珍稀濒危资源繁育问题，为中药资源绿色可持续发展提供技术支持。

本套丛书以品种分册，参与编写的作者均为第四次全国中药资源普查中各省中药原料质量监测和技术服务中心的主任或一线专家、具有丰富种植经验的中药农业专家。在编写过程中，专家们查阅大量文献资料结合普查及自身经验，几经会议讨论，数易其稿。书稿完成后，我们又组织药用植物专家、农学家对书中所涉及植物分类检索表、农业病虫害及用药等内容进行审核确定，最终形成《中药材生产加工适宜技术》系列丛书。

在此，感谢各承担单位和审稿专家严谨、认真的工作，使得本套丛书最终付梓。希望本套丛书的出版，能对正在进行中药农业生产的地区及从业人员，有一些切实的参考价值；对规范和建立统一的中药材种植、采收、加工及检验的质量标准有一点实际的推动。

彭绍晃

2017年11月24日

前　言

中药材是中医药和大健康产业发展的物质基础。随着我国中药现代化和大健康产业的快速发展，中药材需求量剧增，为了满足不断增长的医疗需求，历史上很多以野生或少量栽培为主的中药材开始大面积种植，中药农业应运而生，其稳定持续发展事关医疗健康民生工程。中药材种植的迅速发展，出现不少中药材规模种植区、种植乡、种植县等，药材生产从业人员也迅速增加，这些人员大多缺乏中药材生产加工经验和技术，加之科研成果转化薄弱，市场出现了对中药材生产加工技术的强烈需求。

2016年2月26日，中华人民共和国国务院印发了《中医药发展战略规划纲要（2016-2030年）》，指出在未来15年，要促进中药材种植养殖业绿色发展，加强对中药材种植养殖的科学引导，提高规模化、规范化水平，实施贫困地区中药材产业推进行动，推进精准扶贫。纲要对中药材规范化种植养殖提出了新的想法、做出了战略布局。

为顺应政策导向、社会所需，普及中药材生产加工适宜技术，我们在文献资料整理和产地调研的基础上编写了《半夏生产加工适宜技术》。本书内容包括半夏的生物学特性、地理分布、生态适宜分布区域与适宜种植区域、种子种苗繁育、栽培技术、采收与产地加工技术、特色适宜技术、质量评价、化学成分、药理作用及应用

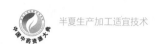

等。本书的出版将推动半夏规范化种植，促进半夏产业与精准扶贫融合，保护半夏资源可持续发展，同时对提高药农中药材生产技术水平有重要的指导意义。

本书部分图片由贵阳中医学院黄明喆及赫章县人民医院张璐玉提供，特此感谢。

由于编撰人员水平及能力有限，书中缺点和错误难免，敬请读者批评与指正，以便进一步修订。

编者

2017年4月

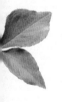

目　录

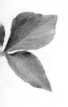

第1章

概　述

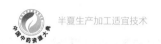

半夏为天南星科植物半夏 *Pinellia ternata*（Thunb.）Ten.ex Breitenb. 的干燥块茎。具有燥湿化痰、降逆止呕、消痞散结的功效，用于湿痰寒痰、咳喘痰多、痰饮眩悸、风痰眩晕、痰厥头痛、呕吐反胃、胸脘痞闷、梅核气、外治痈肿痰核等，为呕吐的首选良药。半夏具小毒，生品内服宜慎，一般用生姜、白矾炮制后入药，目前市场上产品以清半夏、姜半夏、法半夏三种饮片为主。不宜与乌头类药材川乌、制川乌、草乌、制草乌、附子等同用。

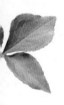

半夏野生资源主要分布于四川、湖北、河南、贵州、安徽，其次是江苏、山东、江西、浙江、湖南、云南等省区。20世纪80年代，多地展开了半夏野生变家种驯化研究，先后建成以地域闻名的"颍半夏""赫章半夏""息半夏""襄半夏""唐半夏""潜半夏""大方圆珠半夏""西和半夏""威宁半夏"等半夏栽植区。目前，半夏主要产于四川、湖北、河南、贵州、安徽、甘肃、浙江等省。作为临床常用药，半夏不仅在中药处方中得到了大量的应用，还作为多种中成药的重要原料。

除供应国内市场外，半夏还是出口创汇的中药材之一，市场需求稳步增长，市场行情持续走高，前景广阔。虽然半夏的人工驯化栽培研究工作已有多年，但尚未形成生产规模，且一些关键技术尚未解决，如半夏的非生理性"倒苗"、产量不稳定、大货较少等，严重制约半夏产业的持续发展。近年来，多地政府将半夏种植作为脱贫的手段，大规模推广种植，相关机构以此为契机，围绕基础性、关键性和共性技术展开攻关，建立半夏优良种茎繁育体系，加快机械化栽培技术应用，推进半夏标准化管理体系，打造优势品牌，带动半夏产业发展。

第2章

半夏药用资源

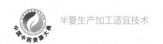

一、形态特征及分类检索

半夏为原植物为天南星科半夏 *Pinellia ternata*（Thunb.）Ten. ex Breitenb. 的干燥块茎，夏、秋二季采挖，洗净，除去外皮和须根，晒干。

1. 植物形态特征

多年生宿根草本植物，高15～35cm。须根分布较浅，着生于块茎盘下。块茎圆球形，直径1～2cm，表面有黄棕色叶基残体。叶着生于块茎顶端，全缘或具不明显的浅波状圆齿。幼苗叶片为全缘单叶，卵状心形至戟形，长2～3cm，宽2～2.5cm。2～3年生叶为掌状复叶，小叶绿色，背淡，椭圆行或披针形，两头锐尖；中裂片较大，长圆状椭圆形或披针形，长3～10cm，宽1～3cm，侧裂片稍短，侧脉8～10对，细弱，细脉网状，密集，集合脉2圈；叶柄圆柱形，光滑，长15～20cm，基部具鞘；鞘内、鞘部以上、叶片基部（叶柄顶头）常着生直径3～5mm的珠芽。珠芽在母株上萌发或落地后萌发。肉穗花序顶生，花序柄长25～35cm，长于叶柄；花序中轴顶端有末端尾状的附属器。附属器长于佛焰苞，6～10cm，绿色至青紫色，直立，有时"S"形弯曲。佛焰苞绿色或绿白色，管部狭圆柱形，长1.5～2cm；檐部长圆形，钝或锐尖，长4～5cm，宽约1.5cm，绿色，有时边缘青紫色。花单性，无花被，雌雄同株。雌花着生于花序轴基部，雌花序长2cm；雌蕊20～70枚；花柱短。雄花位于花序轴上部，与雌花间隔3～5mm；雄花序长5～7mm，白色；雄蕊密集成圆柱形；花粉粒球形，无孔沟，表面具刺状纹饰，刺基部宽，末端尖锐。花期5～7月，果期8月。

浆果多数，卵圆形，先端渐狭为明显的花柱，黄绿色，成熟时红色；果内有种子1枚。种子椭圆形，两端尖，长2.9mm，直径2.2mm，表面具纵向浅沟纹，灰绿色，无光泽，如图2-1～2-4所示。

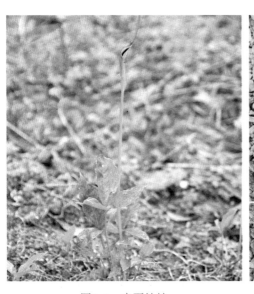

图2-1　半夏植株

图2-2　半夏块茎

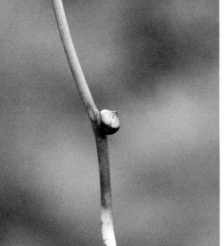

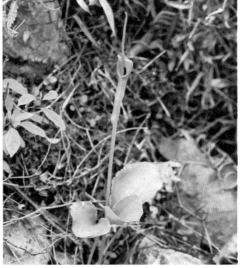

图2-3　半夏珠芽

图2-4　半夏佛焰苞

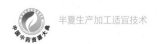

2. 分类检索

半夏为天南星科半夏属 *Pinellia* 植物。半夏属均为多年生草本，具块茎。叶和花序同时抽出。叶柄下部、中部、叶片基部常有珠芽；叶片全缘，3深裂或全裂，或鸟足状分裂，裂片长圆形、椭圆形或卵状长圆形；侧脉纤细，近边缘有集合脉3条。花序柄单生，与叶柄等长或长于叶柄。佛焰苞宿存，管部席卷，有增厚的横隔膜，喉部几乎闭合；檐部长圆形或舟形，长约为管部的2倍。肉穗花序下部雌花序与佛焰苞合生达隔膜（在喉部），单侧着花，内藏于佛焰苞管部；雄花序短，圆柱形，位于隔膜之上，附属器延长为线状圆锥形，长于佛焰苞。花单性，无花被；雄蕊2枚，雄蕊短，纵向压扁状；药隔细，药室顺肉穗花序方向伸长，顶孔纵向开裂，花粉无定形。雌花：子房卵圆形，1室，1胚珠；胚珠直生或几为半倒生，珠柄短。浆果长圆状卵形，略锐尖，有不规则的疣皱；胚具轴，胚乳丰富。据《中国植物志》记载半夏属共有6个物种，其中5种在中国分布，其分类检索表如下：

半夏属药用植物分类检索表

1 叶片全缘。

  2 叶片非盾状着生。

    3 叶片卵形或长圆形，基部不为心形 ………… **石蜘蛛 *Pinellia integrifolia* N. E. Br**

    3 叶片长三角形、长圆状卵形至戟形，背面常为紫色，基部心形 ……………………

……………………………………………… **滴水珠 *Pinellia cordata* N. E. Br.**

2　叶片盾状着生，卵形或长圆形 ……………………… **盾叶半夏 *Pinellia peltata* C. Pei**

1　叶片3裂或鸟足状分裂。

4　叶片鸟足状分裂 ……………………………… **虎掌 *Pinellia pedatisecta* Schott**

4　叶片3全裂 ……………………………**半夏 *Pinellia ternata*（Thunb.）Ten. ex Breitenb.**

半夏叶形多样，据《植物名实图考》记载："半夏，所在皆有，有长叶、圆叶二种，同生一处，夏亦开花，如南星而小，其梢上翘似蝎尾。半夏，一茎三叶，诸书无异词。"《图经本草》认为半夏叶形有长叶形和圆叶形之分，且"同生一处"。20世纪初期，Engeler根据中国及日本半夏标本叶形变化，将其划分为4个变种，后有学者将半夏居群中五叶类型命名为五叶半夏。据调查半夏基本叶型有桃叶型、竹叶型、柳叶型、芍药叶型4种，并存在侧裂片深浅不等分离的异型叶，同一居群中可有多种叶形，其叶长宽之比的范围从2∶1到30∶1，变化没有规律可循。现代生物学研究显示，半夏具有丰富的遗传多样性，而不同地理分布、不同叶形的半夏居群间具有遗传相似性，其染色体存在明显的多倍复合现象，甚至有非整倍性的变化。且叶形变化存在渐变性和过渡性，难以划分种间的变化，根据地理位置或叶形变化对半夏种内进行划分并未得到现代分类学家认同，认为该种无变种、变型之分（图2-5）。

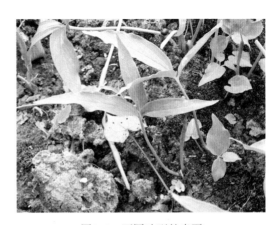

图2-5　不同叶型的半夏

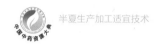

二、生物学特性

半夏系浅根系植物，在半夏的生长过程中，当环境条件如温度、湿度、光照等发生较大变化时，半夏的地上部分会逐渐枯萎、倒伏（常称"倒苗"，又称"休眠"），让地下茎块渡过不良环境。半夏喜温暖、湿润气候，怕炎热，忌高温，畏强光，耐阴，耐寒，块茎能自然越冬，在阳光直射或水分不足的条件下，易发生倒苗。其生物学特性与生长环境、群落类型，以及温度、光照、水分及土壤等生态因子关系密切。半夏对生态环境虽有其较严要求，但也有较大的适应性。

1. 半夏的生长环境条件

（1）群落环境　半夏具有较宽生态幅，主要分布在中国和日本。中国境内除西藏、新疆、内蒙古等少数地区未见分布外，海拔2500m以下的地带均有广泛分布，常见于溪边草坡，阴湿的荒滩、荒原、林下，以及玉米、小麦、高粱等旱地作物地里。

（2）土壤　半夏对土壤要求不严，除盐碱土、砾土，以及过砂、过黏易积水之地不适宜种植外，其他土壤均可种植，以湿润、肥沃、深厚，含水量在20%～40%、呈中性（pH值6～7.5）的砂质土壤为宜。半夏茎皮对重金属Hg、Cd的富集系数较高，但其生长与土壤中重金属及有害元素含量无显著相关性。总体而言，半夏对重金属的富集能力较低，属于重金属低积累植物。

（3）温度　半夏是耐寒、喜温暖、怕炎热的植物。一般认为8℃为半夏的生物学起点，生长适宜温度为15～27℃。当1～5cm的表土温度稳定在8～10℃时开始萌发，若表土温度又持续数天低于2℃，叶柄即在土中开始横生，并长出一代珠芽，低温持续时间越长，叶柄横生越长，地下珠芽长得越大。10～13℃时，半夏开始出苗，出苗速度随着气温的升高而加快，并出现珠芽。若温度在30℃以上其生长受到抑制，达35℃且无遮阴的条件下，生长将受达到严重影响，地上部分相继枯萎，造成夏季大倒苗，产量降低。随着秋季气温降低至30℃以下，半夏将再次出苗，低于13℃，则苗枯越冬休眠。半夏地下块茎耐寒能力较强，0℃以下也能越冬，且不影响第二年的发芽能力。

（4）光照 半夏畏强光，耐阴而不喜阴。忌烈日直射，若光照过强，达9000lx，若不采取遮阴或降低环境温度措施，半夏会全部倒苗。在适度遮光条件下，生长繁茂；若过度荫蔽，光照长期低于3000lx的条件下，珠芽数量少，生长不良，植株枯黄瘦小，甚至难以生存。进入生长旺盛期后，适度遮阴有利于产量的提高和花葶的形成。全荫蔽能延长生育期，但光合产物相对减少，产量不高。半夏在温度较低的情况下能够适应较强的光照。研究显示半荫区形成的半夏珠芽数量和母块茎增重均比无荫蔽区或全荫蔽区为好：珠芽比向阳区多14.37%，比荫蔽区多48.37%；母块茎增重比向阳区多51.89%，比荫蔽区多62.75%。因此，半夏的生活环境以半荫环境为宜。此外，研究还表明，在全光照条件下半夏中的蛋白质、鸟苷和生物碱含量较高，80%光照条件下，能产生较多还原糖和可溶性糖。

（5）湿度 半夏喜湿润环境，不耐干旱，但土壤过湿过旱，均会抑制植株生长。半夏喜水忌涝，整个生育期间土壤含水量保持在20%～40%为宜，春季发芽出苗和秋季成熟期需水量较少，夏季旺长期和块茎膨大期需水量较大。在生产实践中最突出的增产措施之一就是针对当地气候干燥、土壤缺水的特点，夏季坚持每天傍晚沟灌1次，既保持土壤湿润，又可降低土温。在长江以南地区，6月上旬至7月上旬半夏生长尤其旺盛，主要原因之一是这段时间正处于梅雨季节，阴雨绵绵，不但减少了强烈光照，降低了夏季高温对半夏生长的影响，更重要的是提高了土壤和空气湿度，保证有足够的水分供给半夏生长。土壤湿度也不能过高，否则反而生长不良，且容易造成烂根、烂茎，甚至倒苗死亡，块茎产量下降。水肥过度，也可致半夏地上部分生长过旺，氮素代谢过旺，消耗大量碳水化合物，营养积累减少，产量降低。如在盛产半夏的"三泰"地区，实行水旱轮作制后，农田中的半夏生长受极大影响，农田中半夏基本绝产。

2. 半夏的生长习性

（1）杂草性　半夏具有多种繁殖方式，半夏既可以进行有性繁殖，又能进行无性繁殖；具有较强的耐受性，半夏的地上部分损伤，地下部分依然可以在适当的时候再抽叶生长；

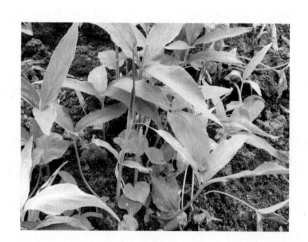

图2-6　半夏的杂草性

在生长过程中，遇到不适宜的环境条件，地上部分会逐渐枯黄、倒伏，但环境条件恢复适宜时，又可以重新出苗生长。因此，半夏是一种杂草性植物，但因其繁殖系数较低，缺乏有效的传播方式，故还是一种开拓性差的物种（图2-6）。

（2）繁殖特点　半夏可以通过珠芽和块茎进行无性繁殖，又可以种子进行有性繁殖。繁殖和个体的更新主要靠珠芽和块茎。有性繁殖较少，不能维持种的繁衍。半夏同一花序中雌、雄花不同时成熟，为天然异花授粉植

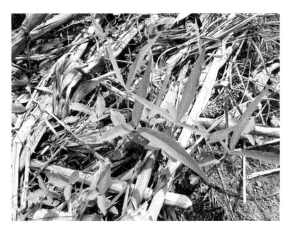

图2-7　狭叶型和阔叶型半夏植株

物，兼有风媒和虫媒特点。一般情况下，半夏裂变的块茎很少，半夏珠芽的形成非常迅速，在生长期内可不断分化形成珠芽且个体较大。每个叶柄均可长出珠芽，发生在叶柄或叶片基部。珠芽发芽率高，只要有适合的环境，珠芽萌动，便迅速生根、发芽，随即再抽叶，形成1个独立的植株，通常在叶下形成新一代珠芽的同时，原珠芽不断膨大而形成块茎，弥补了在种质繁衍上有性繁殖时的缺陷。因此，种的繁衍主要靠珠芽，块茎在渡过不良环境中起着保持种质的作用，长期用珠芽进行无性繁殖，会导致品种退化。从生长习性和产量性状看，狭叶型较优，叶数多，叶片大而厚，抗性强，珠芽多，块茎多而个体大，产量高，阔叶型次之（图2-7）。

（3）倒苗性　无论是半夏的野生群体还是栽培群体，在生长过程中，当环境条件发生较大变化时，往往会发生倒苗现象，让地下块茎渡过不良环境。半夏倒苗的首要因素是温度，其次是光照和水分。半夏倒苗次数并不是固定不变的，与外界环

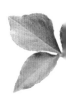

境有着极密切的关系，一般2～3次。外界条件较好时，倒苗次数减少；反之，次数增多；当环境条件适宜时，又可再次出苗生长。在倒苗之前，其叶上的珠芽大多已经成熟，倒苗次数增加则有利于珠芽个体的形成和增殖。具较大块茎的植株，在倒苗之前还往往有佛焰苞产生，内藏单性的雄花序和雌花序，进行同株异花授粉，并产生种子和果实，扩大群体后代数量。所以，倒苗一方面是对不良环境的适应，同时也是进行一次无性繁殖，有利于半夏增产。

（4）无休眠期　半夏是多年生植物，其种子、珠芽、块茎均具无休眠期的特征，只要它所在的生长环境条件适宜则能萌发生长。半夏有性繁殖从播种开始，块茎随时间推移逐渐增大至成熟，不断产生各代珠芽和有性种子，最后老化，老块茎萎缩死亡，珠芽和种子又不断形成新的植株。因此，从生理年龄上来看，半夏是典型的"四代同堂"，其中包括由种子发育而来的实生苗，由第一代、第二代，甚至第三代珠芽发育而来的植株，以及由其块茎直接生长发育而成的植株。故在自然种群里，半夏既有实生苗，又有由珠芽或小块茎发育而成的新个体。

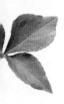

3. 生长发育规律

半夏生长发育可分为出苗期、旺长期、珠芽期、倒苗期。由于各区域生态条件差别较大，半夏在一年生长期内，要经历出苗和倒苗的生长发育过程。从出苗至倒苗的天数计算，一般情况下，春季为50～60天，夏季为50～60天，秋季为45～60天。每年出苗2～3次：第一次为3月下旬至4月上旬，第二次在6月上、中旬，第三次在9月上、中旬。相应的倒苗期则分别发生在5月下旬、8月下旬、11月下旬。年生长期内

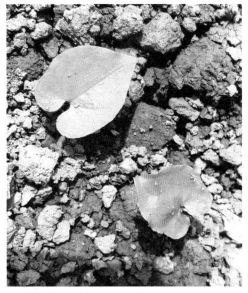
图2-8　一年生半夏植株

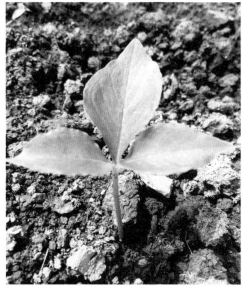
图2-9　多年生半夏植株

表现出春、秋两个生长旺长期：抽薹开花起始和延续时间各居群间存在着较大的差异，大部分居群在5月有1个抽薹开花高峰期。珠芽期：萌生初期在4月初，萌生高峰期为4月中旬，成熟期为4月下旬至5月上旬，6～7月珠芽增殖数为最多，约占总数的50%以上；5～8月为半夏地下块茎生长期，此时其母茎与第一批珠芽膨大加快，个体增大，密度加大，需更加良好的水肥条件。

半夏的花期一般在5～7月，能够开花的多是累积了一定养分的较大的植株。果期：6～9月。半夏种子的成熟没有胚的分化，而是形成1个原球茎。生长点的分化过程类似于珠芽的形成。种子发芽时原球茎突出种皮，在生长点下面的细胞，经过分裂形成1个膨大的结构，其根、叶原基的分化是在发芽过程中逐步完成的。半夏的种子很小，入土后很难长出地面，另外由于营养原因，要长成大的植株需要较长的时

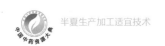

间。通常，种子繁殖的植株个体小或营养积累很少的情况下，半夏叶片多为单叶，2～3年生或营养积累较多的情况下，叶为掌状复叶，且可以长出2～5枚小叶片，多为3枚。

三、地理分布

就中药资源普查数据及研究报道来看，除内蒙古、新疆、青海和西藏未见野生外，其余各省区均有分布。半夏主要产于四川、湖北、河南、贵州、安徽等省区，其次是江苏、山东、江西、浙江、湖南、云南等省。在海拔2500m以下的地带均有广泛分布，常见于阴湿的溪边、河边、沟边、草坡、荒滩、荒原、林下，以及玉米、小麦、高粱等旱作物地里（图2-10）。

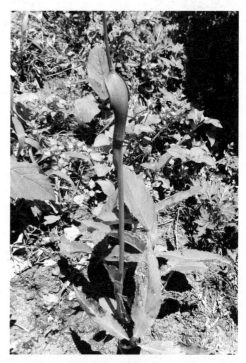

图2-10 野生半夏的生长环境

第3章

半夏栽培技术

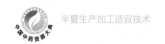

一、种子种苗繁育

1. 繁殖材料

（1）块茎　块茎是植株上的珠芽掉落到土壤中生长得到，来源也是珠芽。在实际生产过程中，有部分珠芽是在地底发育和生长，形状和大小与块茎无明显区别，在采收和加工过程中珠芽与块茎都作为块茎来处理。选直径0.5～1.5cm、生长健壮、无病虫害的中小块茎作种材。中小种茎大多是新生组织，生命力强，发芽率高，出苗后，生长势旺，其本身迅速膨大发育，同时不断抽出新叶，形成新的珠芽，故无论在个体数量上还是在个体重量上都有了很大的增加，是当前发展半夏生产的主要繁殖途径。而大种茎生理年龄较长，组织已趋于老化，抽叶率低，生命力弱，个体重量增长缓慢或停止，收获时种茎大多皱缩腐烂，且多无小块茎产生，即不增加新的块茎个体，而只是通过抽叶，形成珠芽来增加其群体内的个体数量。故中小块茎作种栽，增重比、个数比都优于大块茎作种。

（2）珠芽　珠芽是由叶柄上产生的微小鳞茎，具有繁殖功能，用珠芽繁殖发芽率高、成熟期早。选择生长健壮、无病虫害的半夏植株，当老叶将要枯萎，珠芽成熟时，即可采下播种。种前可将珠芽按大小分级，分别栽种。亦可每倒苗一批，盖土一次，以不露珠芽为度，即原地盖土繁殖。半夏植株每个茎叶生长一珠芽，数量充足，且发芽率高，成熟期早，是目前半夏繁殖的重要材料之一。

（3）种子　以新鲜、饱满、无病虫的成熟种子作为种植材料。选取生长健壮、无病虫害的半夏植株，当佛焰苞萎黄下垂时，即可采收种子。为防止品种混杂，对采种的母株可进行单育、单收、单藏，并加强水肥管理。夏季采收的种子可随采随播，秋末采收的种子可以低温砂藏，次年3月播种。种子的适宜萌发温度为25℃。种子繁殖出苗率较低，播种后需3、4年才能收获，生产上一般不采用。

（4）组织培养　选择生长健壮、无病虫害的半夏植株，取其幼嫩的叶柄、叶片、珠芽及新鲜块茎作为外植体，诱导愈伤组织生成和器官的分化，培养组织培养苗。

2. 繁殖方式

半夏既能进行有性繁殖，又能进行无性繁殖，以无性繁殖为主。在自然生长条件下，半夏坐果率低，种子小、发芽率较低，出苗缓慢，生长期长，经种子萌发生长的一年生植株非常幼小，不能形成复叶，植株的抗逆性较差，播种后需3、4年才能收获，故种子不是理想的繁殖材料，有性繁殖在实际生产中不常用。种的繁衍主要靠珠芽，是半夏种植的主要繁殖材料，其繁殖发芽率高、成熟期早，栽培后当年或翌年即可收获。块茎由掉落到土壤中的珠芽生长发育而来。在实际生产过程中，有部分珠芽是在土中发育和生长，形状和大小与块茎无明显区别，在采收和加工过程中珠芽与块茎都作为块茎来处理，即生产实践中将地下部分生长发育的珠芽和地上部分发育掉落至土壤中的珠芽均称为块茎，故生产上以块茎进行无性繁殖为主。随着现代生物技术成熟，半夏组织培养育苗技术成功率已达95%，培养组织培养苗，再炼苗移栽，经过约三个月培养可得到再生植株。组织培养方法可以大量生产优质种苗，缩短大田生长期，具有巨大的应用潜质，但农事操作技术繁杂，目前实际生产中不常用。

二、栽培技术

（一）选地

1. 选地

选择半阴半阳的缓坡山地，以湿润肥沃、保水保肥力较强、质地疏松、排灌良好的砂质壤土为宜。前茬作物以豆科、禾本科作物为好。选地应注意远离化工企业、垃圾处理场、冶金厂、生活污水排放处等易造成污染的地区。大气中TSP、二氧化硫、二氧化氮和氟化物4项指标超标的地区，土壤中汞、镉、铅、砷、铬、六六六、滴滴涕等超标的地块，以及灌溉用水不符合《农田灌溉水标准》的地区均不能选择种植。

（1）地势选择　在山区栽培时，应该选择低山和岭地，坡度10°～30° 的半阴半阳缓坡为好；在平原地区种植，地势高、排灌方便的地块为宜。

（2）土壤选择　选择排灌良好的砂质壤土为宜。要求土壤疏松肥沃、保水保肥，有机质含量在1.0%以上，中性偏酸（pH值4.5～7.5）的砂质土壤为宜，过酸、过碱都不利于半夏生长。若种植地块贫瘠或土质板结，均不利于半夏生长，产量低。在低洼下湿、盐碱地、黏重地不宜栽种。

（3）遮阴物选择　选择有一定光照条件的树林、果园种植，也可以与万寿竹、银杏、玉米、金银花、小麦、决明子等作物套种。使半夏人工规模化、规范化种植得到推广的同时，提高药农收入。

具体生产中，结合半夏生长习性等采取相应栽培措施，可采用适宜于半夏生长的人造土，施以营养液并予光照条件。人造土原料易得，又不占用耕地，收获方法简便，可以节省大量劳动力，一次播种半夏后每年可从每平方米人造土中收获0.5kg干燥块茎，适宜于产业化生产，可获得较高的经济效益。其具体方法系将人造土铺设在水泥地、三合板或农膜上，厚度控制在6～8cm，使半夏翻收后留在土中的小块茎、珠芽易于长出土面，解决后续种源问题。半夏人造土的制备可由锯木屑、腐殖土、生活垃圾（除去塑料、玻璃、金属）、中药渣、堆肥、谷壳、兔屎、草木灰、河砂等为原料，按不同比例配置。其较好的配比为：①腐殖土50%，锯木屑30%，河砂20%；②腐殖土40%，草木灰5%，锯木屑30%，河砂25%；③中药渣50%，煤灰30%，细沙土20%等。营养液应含有氮、磷、钾、钙、镁、硫、铁、钠、锌、铜、钼、锰、硼等元素，既可根施也可叶面施用。

2. 整地

10～11月，深翻土地20cm左右，除去石砾及杂草。每亩施入发酵过的厩肥或堆肥3000～4000kg、过磷酸钙50kg作基肥。播种前应先一次浇透水，再耕翻1次，整细耙平，起宽1.3m的高畦，畦沟宽40cm，或浅耕后做成0.8～1.2m宽的平畦，畦埂宽30cm，高15cm。畦向以东西走向，畦长20～50m为宜，利于灌排。在种植前开好排水沟，以防雨季积水造成烂根。4月中旬在畦垅上种两行高秆作物，如玉米、向日葵等，为半夏遮阴，或是间作于1～5年生的幼年果树间。

（二）播种

生产实践中半夏种植以珠芽、块茎无性繁殖为主，部分进行种子有性繁殖或组织培养。

1. 块茎繁殖

（1）选种及其处理　选直径0.5～1.5cm，生长健壮、芽头丰满，表皮无霉变、无病损的中小块茎作种材。种茎选好后，将其拌以干湿适中的细砂土，贮藏于通风阴凉处，于当年冬季或翌年春季取出栽种。在半夏栽培实践中，也可不经任何处理，在采收时边挖边选种栽种，但易感染病害，产量低。一般早春5cm表土温度稳定在6～8℃时，即可用温床或火炕进行种茎催芽。催芽温度保持在20℃左右，约15天芽便能萌动，芽鞘发白时即可栽种（不催芽的也应该在这时栽种）。下种前，可用5%草木灰液浸种2～4小时，或用2%的硝酸钾溶液浸种24小时，取出，晾干，将种茎按大、中、小等级下种，有利于发芽率、叶面积和产量的提高。适时早播，可使半夏叶柄在土中横生并长出珠芽，土中形成的珠芽个头大，并能很快生根发芽，形成新植株，产量高。

（2）栽种及其处理　在整细耙平的畦面上开横沟条播。按行距12～15cm，沟宽约10cm，深约5cm，芽头向上，交错排于沟内，株距2～5cm。一般将分级后的大、中种茎按3～5cm株距摆放，小种茎株距2～3cm。其中，大种茎种一行，中小种茎交错种两行。覆施一层腐熟堆肥或厩肥、草土灰等混拌均匀而成混合肥，厚5～10cm，最后盖土与畦面平，耧平，稍加压实。覆土过厚，出苗困难，将来珠芽虽大，但往

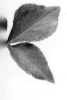

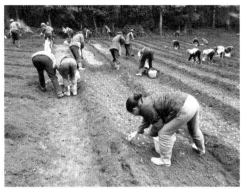

图3-1　半夏块茎的播种

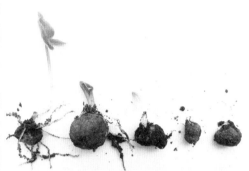

图3-2　半夏块茎的发芽过程

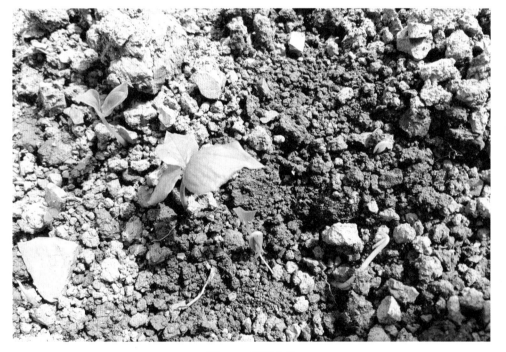

图3-3　半夏出苗

往在土内形成，不易采摘；过薄，种茎则容易干缩而不能发芽。栽后盖上地膜，地膜的宽度视畦的宽窄而定。盖膜时应使膜平整紧贴畦埂上，做到紧、平、严。栽后遇干旱天气，要及时浇水，始终保持土壤湿润。

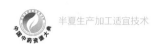

可适当密植，生长均匀且产量高，但过密，幼苗生长纤弱，除草困难；过稀，则苗少草多，产量低。当气温稳定在15～18℃，出苗达50%左右时，应揭去地膜，以防膜内高温灼伤小苗。采用早春催芽和苗期地膜覆盖的半夏，不仅比不采用的半夏早出苗20天，而且还能保持土壤整地时的疏松状态，促进根系生长，同时可增产。

2. 珠芽繁殖

珠芽具有遇土生根的生长特性，具有数量充足、发芽可靠和成熟期早的优点，生产中的常用繁殖材料。在半夏实际种植过程中，有部分珠芽是在地底发育和生长，形状、大小与块茎无明显区别，在采收和加工过程中都作为块茎来处理，因此，珠芽繁殖方法与块茎繁殖栽种方法相同。

选择生长健壮、无病虫害的半夏植株，当老叶将要枯萎，珠芽成熟时，即可采下播种。种前可将珠芽按大小分级，分别栽种。按块茎繁殖栽种方法进行条栽，也可按行株距10cm×8cm挖穴点播，每穴种2～3粒，覆土2cm。生产上，落于地表的珠芽，可采用"盖土法"进行培育。具体方法是：夏秋间，当半夏老叶将要枯萎时，每倒苗一批，盖土1次，土壤厚度以不露珠芽为度。同时，施入适量的混合肥或适量的磷、钾肥，这样既可以促进珠芽萌发生长，利于珠芽繁育，又能为母块茎增施肥料，促进半夏地下母块茎的增大，有利于半夏增产。珠芽繁殖当年即可出叶1～3片，第二年则可长成直径1～2cm大的块茎。

3. 种子繁殖

选取生长健壮、无病虫害的半夏植株，当佛焰苞萎黄下垂时，即可采收种子（不可过熟，避免种子脱落散失）。夏季采收的种子，可随采随播，播种后10～25天出苗，出苗率达82.5%。秋季采收的半夏种子，必须低温贮藏或沙藏，于翌年3月上旬播种。

播种前应将地浇透，按行距3～5cm撒播，或开浅沟条播，播后覆盖1～3cm厚的细土，浇水润湿，覆盖杂草或覆地膜，保持一定湿度，经20～25天即可出苗。苗高6～10cm时，即可移植。定植成活的实生苗，当年可形成直径为0.3～0.6cm的块茎，可作为翌年的种茎用。当年生为一片叶为卵状心形单叶，叶柄上一般无珠芽，第二年生为3～4片心形叶，偶见有3小叶组成的复叶，并可见珠芽。

种子萌发的适宜温度为25℃，由于其种子出苗缓慢，生长周期长，种子发芽得到的植株幼小，不能形成复叶，植株抗逆性差，在干旱高温情况下，常常可致提早倒苗、枯死；即使能够成活，但因其叶面积太小，光合作用弱，产量低（一般只能形成1.0g左右的小块茎），且栽培周期长，需3～4年才能收获药用。因此，种子繁殖一般用作半夏育种，而药用块茎生产上，一般不予采用。

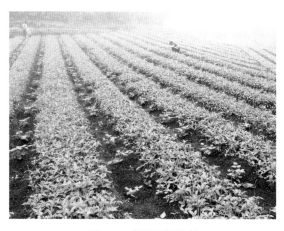

图3-4　半夏田间生长

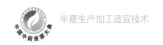

（三）种子种苗的检验及等级

在半夏实际种植过程中，土中生长发育的珠芽在形状、大小与块茎无明显区别，当前无有效手段进行鉴别，故其采收和加工过程中都按块茎来处理，生产中定义半夏种苗即为半夏种茎（包括珠芽和块茎）。当前，半夏种子种苗还没有相应的质量检验规程和质量分级标准。学者认为半夏种苗为含水量较多的新鲜块茎，呈类球状，取样方法应与农作物种子和其他中药材有所差异，可采用新鲜水果、蔬菜取样方法；生产实践中常用的半夏种苗非植物学所谓的真实种子发育而来，但其特性与种子相似，其发芽率和生活力测定可参照农作物种子检验规程。

1. 净度分析

采用新鲜水果和蔬菜取样方法，参照农作物种子检验规程净度分析（GB/T 3543.3–1995）的规定执行。随机取待检测种苗试样约200g，将试样分离成种苗和杂质，杂质包括石粒、泥块、砂土、脱落的外皮以及其他植物体。将每份试样分离后的种苗、杂质分别称重，计算各成分所占百分率。增失差小于5%，测定值有效。

2. 质量测定

参照农作物种子检验规程其他项目（GB/T 3543.7–1995）检验的规定执行，采用百粒法测定半夏种苗的质量。8个重复，每个重复100粒。重复间变异系数小于4.0，则测定值有效。

3. 真实性鉴定

采用种苗外观形态法，半夏种苗呈类球形，有的稍偏斜，直径5～15mm，围径

15～38mm。表面被灰褐色或棕褐色表皮，皮上有麻点状根痕，或留有少量须根；顶端中心有凹陷的茎痕，芽长2～5mm，周围密布棕色凹点状的根痕；下端钝圆，较光滑。

4. 水分测定

参照农作物种子检验规程水分测定（GB/T 3543.6-1995）的规定执行。采用高温烘干法测定，将样品放置在温度（131±2）℃的恒温烘箱内，每隔1小时取出，放入干燥器内冷却，称重，直至种苗达到恒重。

5. 发芽率测定

参照农作物种子检验规程发芽试验（GB/T 3543.4-1995）的规定执行，以滤纸为发芽床，放入光照培养箱中进行光照和避光培养，在20℃条件下连续观察25天，重复4次，每重复100粒种苗。

6. 生活力测定

参照农作物种子检验规程生活力试验（GB/T 3543.7-1995）的规定执行，采用四唑染色法（TTC法）测定半夏种苗生活力。采用0.5% TTC溶液进行染色处理，25℃室温，染色时间为3小时，3次重复，每重复100粒种苗。

7. 质量要求

（1）外观形态　半夏栽培用块茎呈圆球状，直径0.5～1.5cm，具少量须根。表面灰色或浅黄色，顶端中心有凹陷的茎痕，周围密布棕色凹点状的根痕；下端钝圆，较光滑。不得有畸形、破裂、腐烂等病虫害和机械损伤，表面及两端无黑头。

（2）质量要求（表3–1）。

表3–1　种子种苗质量要求

项目名称	纯度（%）	净度（%）	出苗率（%）	水分（%）	直径（cm）
合格种茎	≥98	≥95	≥85	65～75	0.5～1.5

8. 种子种苗分级

生产根据种茎的纯度、净度、出苗率、水分及直径，将半夏种子种苗标准分为三个等级（表3–2）。

表3–2　种子种苗等级

等级	纯度（%）	净度（%）	出苗率（%）	水分（%）	直径（cm）
一级	≥98	≥95	≥85	65～75	1.2～1.5
二级	≥98	≥95	≥85	65～75	0.9～1.2
三级	≥98	≥95	≥85	65～75	0.5～0.9

（四）田间管理

1. 揭地膜

4月，当气温稳定在15～18℃，出苗达50%左右时，应揭去地膜，转为常规管理，以防高温引起提早倒苗。去膜前，应先进行炼苗：中午从畦两头揭开膜通风散热，傍晚封上，连续几天后再全部揭去。揭膜后如表层土壤板结，应当采取适当的松土措施，如用铁钩轻轻划破土面。地膜揭开后洗净整理好，回收利用，坏的集中处理，不能让其留在地里，污染土壤和环境。

2. 中耕除草

除草是半夏种植取得成功的关键措施之一。半夏出苗时也是杂草生长之时，条播半夏的行间可用较窄的锄头除草，与半夏苗生长较近的杂草则用拔除的方法，尽量避免伤根；撒播时也可采用拔草的方法。要求除早、除小、除尽、不伤根，不让杂草影响半夏生长，应当根据杂草的生长情况具体确定除草次数和时间，一般2～3次。第一次在苗已大半出土后进行，在行间浅中耕一次，中耕宜浅不宜深，不超过5cm，株间杂草用手拔除。第二次在倒苗后重新出苗时，再浅中耕一次。平时植株生长繁茂只能用手拔除杂草无法中耕。

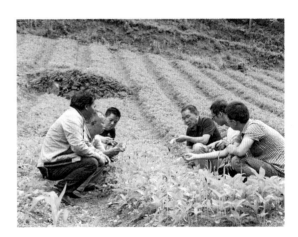

图3-5 半夏的田间管理指导

3. 排灌水

半夏喜湿怕旱，加强水肥管理，是半夏增产的关键措施，无论采取哪种播种方法，在播种前均应浇透水，以利出苗。出苗前不宜再浇，以免降低地温。立夏前后，天气渐热，半夏生长加快，干旱无雨时，可根据墒情适当浇水，浇水后及时松土。夏至前后，气温逐渐升高，干旱时可7～10天浇水一次，经常保持栽培环境阴凉湿润，可延长半夏的生长期，推迟倒苗，利于光合作用，积累营养物质。处暑后，气温开始降低，可适当减少浇水量。若遇久晴不雨，应及时灌水；若雨水过多，应及时排水，避免因田间积水，造成块根腐烂。

4. 合理施肥

半夏喜肥，生长期中应当注意适当多施肥料。特别是出苗的早期，应当多施氮肥，中后期则应当多施钾肥和磷肥。半夏对钾的需求量较大，多施钾肥对其生长尤其重要。半夏出苗后，每亩可撒施尿素3～4kg催苗，此后，在每次倒苗后施用的粪水肥。一般生长期追肥4次：第一次于4月上旬齐苗后，每亩施入1000kg腐熟的人畜粪水（1∶3）；第二次在5月下旬珠芽形成时，每亩施入腐熟的人畜粪水2000kg，培土以盖住肥料和珠芽为度；第三次于8月倒苗后，当子半夏露出新芽，母半夏脱壳重新长出新根时，用腐熟的人畜粪水（1∶10）泼浇，每半月1次，直到秋后逐渐出苗；第四次于9月上旬，半夏齐苗时，每亩按腐熟饼肥25kg、过磷酸钙20kg、尿素10kg，与畦沟中细土混拌均匀，撒于土表。此外，收获前30天不得追施肥。半夏生长的中后期，可视生长情况每亩叶面喷施0.2%的磷酸二氢钾溶液50kg。经常泼洒稀薄人畜粪水，有利于保持土壤湿润，促进半夏生长，起到增产的作用。

施肥应以农家肥为主，如厩肥、堆肥、人畜粪水等施用前应充分腐熟，达到无公害化卫生标准，禁止施用城市生活垃圾、工业垃圾及医药垃圾。根据植株生长发育的需要，有限度的使用化学肥料，但不可施用氯化钾、氯化铵、碳酸氢铵及硝态氮类化肥。半夏生长中如缺氮元素，叶色偏黄，叶片较小，且容易倒苗；缺磷、钾、硫元素时，叶片会呈古铜色、紫色或青铜色。应根据植株生长情况，施以适当比例的氮、磷、钾、钙、镁、硫、铁、钠、锌、铜、锰、硼等元素配制的复合肥，防止生长中出现缺素问题，提高产量。

5. 培土

珠芽在土中才能生根发芽。培土是一项重要的高产技术措施，其目的是盖住珠芽和杂草的幼苗，并有利于半夏的保墒和田间的排水。在6～8月间，成熟的珠芽和种子陆续落于地上，此时要进行培土，从畦沟取细土均匀地撒在畦面上，厚约1～2cm。追肥培土后无雨，应及时浇水。一般培土2次，使地面上的珠芽尽量埋起来，促进新株萌发。因半夏珠芽形成不断，培土应当根据情况而进行，应经常松土保墒。

6. 摘除花蕾

为了使养分集中于地下部分块茎，促进块茎的生长。半夏花期不一致，除留种外，务必及时摘除花蕾。此外，半夏繁殖力强，往往成为后茬作物的顽强杂草，不易清除，故必须经常摘除花蕾，减少对后茬作物的影响。

7. 间作、套作

为了提高单位面积土地经济效益，可利用现有的遮阴条件，在林间或与农作物套作种植半夏。如在畦背上种植玉米、高粱等高秆作物或适时搭盖遮阴网，创造弱光、阴凉环境，减少倒苗现象。生产中半夏常与玉米、小麦、棉花、大豆、白及等间作或套作。

（1）与玉米套作　可于4月中下旬在半夏田间套作玉米，每隔约1.2m种一行玉米，穴距60cm，每穴2株，可作半夏的庇荫物。且半夏为半喜阴植物，玉米可调节农田间小气候，使温度降低约2℃，湿度增加11%左右，减少直射光，增加散射光照，为半夏制造良好的生态环境，从而提高产量。玉米为喜光植物，半夏植株矮小，不会影响玉米的光合作用，两者套作兼顾了植物的生物学特点和生长发育特点，相得益彰。

（2）与棉花间作　在预留约1m的棉花宽行内，按10cm行距种植半夏3～4行。半夏、棉花既可同时播种，或者先播种半夏，待棉花适播期时再播种。

（3）与小麦、玉米套作　播种小麦时，预留半夏播种行，翌年春分时节，在预留行间内，开深约8cm的沟，按2～3cm的株距下种半夏；小麦收获后再及时播种玉米，同时，在田间撒盖庇荫物，如麦糠，并浇水，以达到保湿降温的作用。注意水肥管理、培土等田间管理，防止半夏倒苗。在玉米或小麦地里套作半夏，在收获粮食作物的同时，还可收获半夏，大幅度提高土地产值，利于产业结构调整，利于农民增产增收。

8. 防"倒苗"

在生产中，除采取适当的庇荫和喷灌水降低光照强度、气温和地温外，还可喷施植物呼吸抑制剂亚硫酸氢钠（0.01%）溶液，也可喷施0.01%亚硫酸氢钠和0.2%尿素或2%过磷酸钙混合液，以抑制呼吸作用，减少光合产能的消耗，进而延迟倒苗，缩短倒苗期，提高产量。

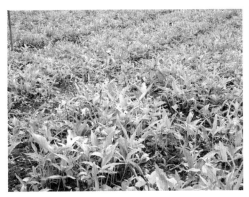
图3-6 半夏与黄花白及套种

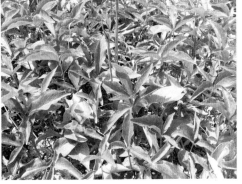
图3-7 半夏开始倒苗

（五）常见病虫害防治技术

中药材病虫害的防治应采取以预防为主，综合防治的指导思想和安全、有效、经济、简便的原则，因地制宜，合理运用生物、化学、农业的方法及其他有效的生态防治手段，从生物和环境的整体观出发，把病虫害的危害控制在经济阈值以下。无病或未达到大量发生的病虫害，可以少施或不施用农药。不同的农药品种，具有特定的防治对象。必须要进行农药防治时，也应采用小剂量，一定要选准农药品种，注意选用高效、低毒、低残留的农药，使用正确的方法和浓度。不能使用国家禁止在药材上使用的农药品种，以降低农药残留和重金属污染，保证半夏用药的安全、有效及保护生态环境。禁止施用一切高毒、高残留的农药。

1. 病害及其防治

（1）叶斑病 叶斑病病原菌为半知菌亚门真菌，多在初夏高温多雨季节发生。染病病叶皱缩扭曲，叶上出现不规则形的紫褐色斑点，轮廓不清，由淡绿变为黄绿，

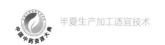

后变为淡褐色；染病后期病斑上生有许多小黑点，发病严重时，病斑布满全叶，使叶片卷曲焦枯而死。

防治方法：①在发病初期喷1∶1∶120波尔多液或65%代森锌，或50%多菌灵800～1000倍液，或托布津1000倍液喷洒，每隔7～10天1次，连续2～3次；②用大蒜1kg碾碎后加水20～25kg混匀后喷洒；③拔除病株烧毁，并用石灰处理病珠根穴。

（2）腐烂病 病原菌为基腐病病原菌，是半夏最常见的病害。多在高温多湿季节发生。染病后地下块茎腐烂，随即地上部分变黄倒苗死亡。

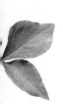

防治方法：①选择无病种块茎进行栽培，并在种前用5%的草木灰溶液或50%的多菌灵1000倍液浸种，用木霉悬浮处理半夏种栽，也有较好的预防腐烂病的作用；②发病初期，拔除病珠后在穴处用5%石灰乳淋穴，防止病原蔓延；③雨季及大雨后及时疏沟排水；④及时防治地下病害，可减轻病害。

（3）病毒病 又名半夏病毒性缩叶病，简称缩叶病。多在夏季、高温多雨季节发生。为全株性病害，是半夏栽培种植中普遍发生的一种较为严重的病害。其病原菌经鉴定为马铃薯Y病毒组的芋花叶病毒。其主要传播途径可能是半夏种茎带病毒及蚜虫等刺吸式口器昆虫传播病毒。发病时，叶片上产生不规则的黄斑，叶片为花叶症状，皱缩、卷曲，直至枯死；植株生长不良，地下块茎畸形瘦小，质地变劣。此外，该病在鲜半夏的贮藏期或运输途中会造成块茎大量腐烂，受害半夏块茎加工的商品，往往质量差、品级低。

防治方法：①选择无病植株留种，并进行轮作；②适当追施磷钾肥，增强抗病力；③出苗后喷洒1次40%乐果2000倍液或10%吡虫啉可湿性粉剂1000倍液，每隔5～7天1次，连续2～3次；④发现病株，立即拔除，集中烧毁深埋，病穴用5%石灰乳浇灌；⑤应用组织培养方法，培养无毒种苗。

（4）炭疽病　病原菌为一种炭疽菌，属半知菌亚门真菌。主要危害叶片、叶柄、茎及果实。染病叶病斑圆形或近圆形，病斑中心部分灰白色至浅褐色；病斑边缘绿色至褐色，轮生或聚生黑色小点，即病原菌分生孢子盘。老叶从4月初开始发病，5～6月间迅速发展，以梅雨季节发病较重。新叶多在8月发病。茎、叶柄、浆果染病产生浅褐色梭形凹陷斑，密生黑色小粒点，湿度大时分生孢子盘上聚集大量橙红色分生孢子。分生孢子靠风雨、浇水等传播，多从伤口处侵染。品种间抗病性有差异。

防治方法：①选用抗病的优良品种；②发病初期剪除病叶，及时烧毁，防止扩大；③避免栽植过密及当头淋浇，并经常通风通光；④发病前喷1%波尔多液或27%高脂膜乳剂100～200倍液保护；⑤发病期间可选用75%百菌清1000倍液、20%三环唑800倍液，或50%炭疽福美600倍液轮换使用，每隔7～10天1次，连续多次，效果更好。

2. 虫害及其防治

（1）红天蛾　为鳞翅目天蛾科昆虫，食叶性害虫，危害性极大：食量很大，轻时，造成叶片空洞或刻缺；严重时，危害率达80%以上，甚者食光叶片。在夏季发生。

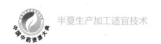

防治方法：①秋季翻耕，消灭越冬虫源；②用黑光灯诱杀成虫；③每亩用50kg苏云籽菌制剂或杀螟杆菌或虫菌500～700倍液喷雾；④在幼虫1～3龄期间（百株有虫5～10头），选用90%晶体敌百虫700～1000倍液，或2%西维因可湿性粉剂、20%杀灭菊酯乳油、2.5%溴氰菊酯乳油2000倍液喷雾。

（2）芋双线天蛾　为鳞翅目天蛾科昆虫，也是半夏生长期间，危害极大的食叶性害虫。

防治方法：同红天蛾的防治方法。

（3）蚜虫　俗名腻虫、蜜虫、油汗等，为同翅目蚜科昆虫，是中药材常见虫害。以成虫、若虫密集在新梢、嫩叶叶背以刺吸式口器插入植物吸取汁液，使叶片变黄或发红，卷曲严重时，枯焦脱落，植株生长停滞，甚至枯死，严重影响植物的生长发育。另外，蚜虫是病毒病的主要传播者。

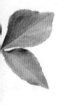

防治方法：①及时翻耕晒畦、清除田间杂物、杂草，并及时摘除被害叶片深埋，减少蚜虫源；②根据有翅蚜的趋光性，用涂有胶黏物质或机油的黄板诱蚜捕杀，也可覆盖地膜进行避蚜；③合理施肥，蚜虫喜食碳水化合物，在栽培过程中，要多用腐熟的农家肥，尽量少用化肥；④充分利用天敌来消灭蚜虫，蚜虫的天敌主要有瓢虫、食蚜蝇、草蛉和蚜霉菌等；⑤当蚜虫危害达到防治指标，需要用药时，应在植株的受害部位用药，如植株的生长点、嫩叶和幼茎等，做到有的放矢，充分保护天敌。用10%吡虫啉可湿性粉剂1000倍液喷杀，或用快杀灵、扑虱蚜、灭蚜菌和敌百虫等，根据农药使用说明用药。

（4）蛴螬 属鞘翅目金龟甲科金龟子幼虫，俗称"瞎碰"。此虫害发生在半夏幼苗期，主要危害地下茎块和幼苗。幼虫食性杂，造成缺苗断垄，伤口易致病菌侵入诱发病害。一般一年发生一代，以幼虫在土中越冬，成虫于5月中下旬至9月上旬发生，6～7月是其发生盛期。蛴螬具有昼伏夜出性、假死性和趋光性，并对未腐熟的厩肥有强烈趋性。幼虫具有喜湿性。成虫也对花和果实造成危害。

防治方法：①施用充分腐熟的有机肥料；②适时秋耕，可将部分幼虫翻至地表，人工拣拾或使其风干、冻死或被天敌捕食；③灯光诱杀成虫；④用50%辛硫磷乳油或90%敌百虫晶体1000倍液灌根，每株灌药液200ml；⑤每亩用晶体敌百虫100～150g，兑少量水稀释后拌细土15～20kg，均匀撒在播种沟（穴）内，或每亩用50%辛硫磷乳油1kg或3%米乐尔颗粒剂2～3kg，开沟施入根际附近，并及时培土；⑥按50%辛硫磷乳剂、水、种子的比例为1∶50∶600拌种，闷种3～4小时，其间翻动1～2次，种子干后即播种；⑦在成虫盛发期，喷洒90%晶体敌百虫1000倍液或2.5%敌杀死乳油3000倍液。

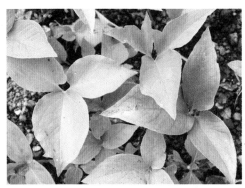

图3-8 开始染病时的半夏植株

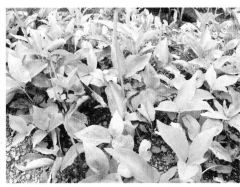

图3-9 患病的半夏植株

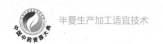

三、采收和加工

（一）采收及产地加工

1. 半夏种子的采收和贮藏

选择品种纯正、无病虫害、生长发育健壮的优良单株作采种母株。防止品种混杂，要进行单收、单藏。

（1）采收时间　于6月中下旬采种。当总苞片发黄，果皮发白绿色，种子浅茶色、茶绿色，易脱落时及时分批摘回。千粒重鲜种子约9.88g。6～8月采收的种子，宜随采随播；8月以后采收的种子，晾干后贮藏至翌年春季播种。

（2）贮藏与寿命　贮藏时间对半夏种子的生活力有一定影响，随贮藏时间的延长，种子发芽能力呈逐渐下降趋势。研究显示半夏种子在常温条件下贮藏容易丧失活力，保存三个月后的种子发芽率可降至50%。在实际生产中，8月以后采收的种子，先晾干，除去瘪粒、暴腰的种子及杂质，将半夏种子与湿砂拌匀后装入塑料袋中，置于温度为0～4℃下贮藏。在低温砂藏条件下的半夏种子的呼吸代谢作用减弱，能量消耗少，适宜的湿度和低温使种子内部保持较好的生理状态，同时砂藏还具有促进种子后熟的作用，因此生活力保持较好，在储藏15个月后还能保持较高的发芽率和发芽势。有条件的，还可将半夏种子低温（-30℃）预冷处理后，放入液氮中贮藏；液氮贮藏的半夏种子3个月后发芽率无显著下降；贮藏3个月至15个月的半夏种子发芽势和发芽率虽有所下降，但发芽率仍然保持在77%以上。

2. 半夏块茎的采收

（1）采收时间　种子播种的于播种后第3、4年，块茎繁殖的于当年或第2年采收。一般于夏、秋季两季，地上部分茎叶枯萎倒苗后采挖，夏季芒种至夏之间采收，秋季采收8月下旬至9月初采收。生产上多在秋季采收，此时半夏水分少，粉性足，质坚硬，色泽好，药材质量好，产量高。采收过早影响产量，过晚，难于去皮。

（2）采收方法　采收前先拣出掉落在地上的珠芽，在阴天或者晴天，用小平铲或者小军工铲从畦的一端顺垄采挖，深度约20cm（插入位置应低于半夏块茎分布最底层的分布土），连同半夏块茎和泥土一起铲出土表面，逐一细翻，小心挖取，避免损伤，将直径0.5cm以上的半夏块茎拣出，作药用或留种用，过小的留于土中，继续培植，次年再收。去除泥土，清除块茎表面的粗皮及须根即可。采挖好的半夏堆放或者放入筐内，及时移至室内或者阴凉处，忌曝晒，放置时间越短为宜。曝晒或长时间放置水分散失量大，块茎不易去皮。采收后地中遗留的枯叶和残枝应拣出烧掉。

（3）种茎的采收与处理　留种地一般待地上茎叶枯萎倒苗后采挖，最适采收期为10月中旬。按半夏块茎直径大小进行分级，一般块茎直径在1.5cm以上的不宜作为种茎用，适于半夏商品

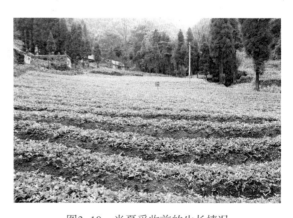

图3-10　半夏采收前的生长情况

37

药材用；直径小于1.5cm的宜作为种茎。种茎室内贮藏，保持室内通风透气，堆放厚度在10cm左右。最好采用砂藏法，不能装入麻袋或者塑料编织袋内保存。严格剔除有虫伤、机械破损、发霉的种茎。注意温度、湿度的管理，第一个月每隔3～5天翻动一次，以后每隔7～10天翻动，检查入库种茎，及时剔除染病种茎，确保种茎健康无病。

3. 半夏药材初加工及分级

（1）筛选　将鲜半夏洗净泥砂，按直径大于2.0cm，1.5～2.0cm，小于1.5cm进行分级。小于1.5cm可留作做种外，其余的按商品药材来处理。半夏块茎种皮极易损伤，致使病菌污染，因此切忌用竹筛等器物筛选种材。

（2）去皮　可装入编织袋或其他容器内，先轻轻摔打几下，然后倒入清水中，反复揉搓，或将块茎放入筐内，在流水中用木棒撞击除去外皮。有条件的，可以使用去皮机去皮。以外皮去净，颗粒洁白为度。严禁使用任何洗涤剂漂洗。

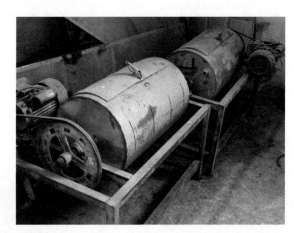

图3-11　半夏去皮机

（3）干燥　去皮完成后，洗净，取出晾晒，不断翻动，晚上收回，平摊于室内，不能堆放，不能遇水。晒至全干，晾晒场地应干净清洁。亦可拌入石灰，促使水分外渗，晒干或烘干。如遇阴雨天气，采用炭火或炉火烘干，要微火勤翻，力求干燥均匀，温度不能过高，一般控制在35～60℃之间，切忌用急火烘干，避免造成外干内湿的"僵子"，易致使半夏发霉变质，造成损失。燃烧物气体要用管道排放，避免污染半夏。禁止用硫黄等药剂熏蒸。

（4）分级　种茎干燥完全后，按规格分等级，一等品每1kg 400粒以内，二等品每1kg 700粒以内，三等品每1kg 1000粒以内。将分级后的半夏用清水浸泡10～15分钟，反复搓洗，将霉点、杂质、畸形、残缺、颜色发暗的部分全部剔除，再晾干。

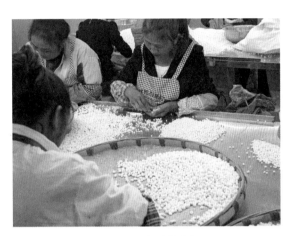

图3-12　半夏的分级

（5）出口药材加工　半夏多出口日本及东南亚等国家，质量要求较高，还需进一步加工：按等级（特级每1kg 800粒以内，甲级每1kg 900～1000粒，乙等每1kg 1700～1800粒，丙等每1kg 2600～2800粒，珍珠级2800粒以上）过筛，剔除较小的个体，再用水洗（俗称回水），把半夏倒入水缸里浸泡10～15分钟，轻度反复揉搓，除去浮灰、霉点、杂质，至表面洁白为止。捞出晾干，拣出带有霉点、个体不全、颜色发暗等不符合标准的，即成出口半夏。

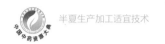
（二）饮片的加工

1. 半夏炮制工艺

目前市场上流通的产品以清半夏、姜半夏、法半夏三种炮制饮片为主：

（1）清半夏：取净半夏，大小分开，用8%白矾水溶液浸泡，至内无干心，口尝微有麻舌感，取出，洗净，切厚片。每100kg半夏用白矾20kg。

（2）姜半夏：净半夏，大小分开，用清水浸泡至内无干心时，另取生姜切片煎汤，加白矾与半夏共煮透，取出。晾至半干，切薄片，干燥，筛去碎屑。每100kg半夏用生姜15kg，白矾8kg。煮制时间2～3小时，汁被吸尽为佳。

（3）法半夏：取净半夏，大小分开，用清水浸泡至内无干心，取出，另取甘草适量，加水煎煮两次，合并煎液，倒入加适量水制成的石灰液中浸泡，每日搅拌1～2次，并保持浸液pH值12以上，至剖面黄色均匀，口尝微有麻舌感，取出。洗净，阴干或烘干。半夏每100kg，用甘草15kg，生石灰10kg。

2. 炮制对半夏化学成分的影响

生半夏、清半夏、姜半夏和法半夏在化学成分含量上有较大的差异。炮制半夏与生半夏相比较，在生物碱、鸟苷、蛋白质和总糖含量上都有所降低。

（1）总生物碱含量　生半夏＞法半夏＞姜半夏、清半夏，姜半夏和清半夏没有显著性差异。

（2）总氨基酸含量　清半夏＞姜半夏＞生半夏＞法半夏。

（3）β-谷甾醇的含量　生半夏＞姜半夏＞清半夏＞法半夏。

（4）蛋白质含量　生半夏＞法半夏＞清半夏＞姜半夏。

（5）鸟苷含量　生半夏＞清半夏＞姜半夏＞法半夏。

（6）还原糖含量　清半夏＞姜半夏＞生半夏＞法半夏。

（7）总糖含量　生半夏＞清半夏、姜半夏＞法半夏。

3. 半夏炮制品功用

清半夏长于化痰，以燥湿化痰为主，用于痰湿咳嗽，痰热内结，风痰咳逆，咳吐不出。姜半夏增强了降逆止呕的作用，以温中化痰，降逆止呕为主，用于痰饮呕吐，胃脘痞满。法半夏偏于祛寒痰，同时具有调和脾胃的作用，用于痰多咳嗽，痰饮眩悸。

四、药材规格等级

半夏以身干，无花、麻、"油子"（坚硬发黄），无残皮，无霉变，无虫蛀，以及无直径小于0.5cm者为合格；以粒大色白，颗粒均匀完整，粉性足，无粗皮，无霉变，无虫蛀，直径大于1cm者为佳。过去半夏规格分为天鹅蛋［每司马斤（1司马斤=604.79g）百粒以内之特大粒］、贡夏（每司马斤200～300粒）、拣夏（每司马斤400～800粒）及统夏等。

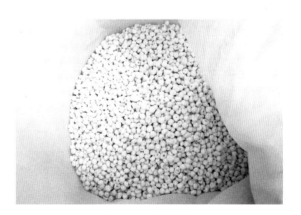

图3-13　半夏商品

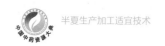

1. 中国境内流通半夏的商品规格

一等：干货。呈圆球形，半圆球形或扁斜不等，去净外皮。表面白色或浅黄白色，上端圆平，中心凹陷（茎痕），周围有棕色点状根痕。下面钝圆，较平滑。质坚实。断面洁白或白色，粉质细腻。气微，味辛、麻舌而刺喉。每1kg 800粒以内。无包壳、杂质、虫蛀、霉变。

二等：干货。呈圆球形，半圆球形或扁斜不等，去净外皮。表面白色或浅黄白色，上端圆平，中心凹陷（茎痕），周围有棕色点状根痕。下面钝圆，较平滑。质坚实。断面洁白或白色，粉质细腻。气微，味辛、麻舌而刺喉。每1kg 1200粒以内。无包壳、杂质、虫蛀、霉变。

三等：干货。呈圆球形，半圆球形或扁斜不等，去净外皮。表面白色或浅黄白色，上端圆平，中心凹陷（茎痕），周围有棕色点状根痕。下面钝圆，较平滑。质坚实。断面洁白或白色，粉质细腻。气微，味辛、麻舌而刺喉。每1kg 3000粒以内。无包壳、杂质、虫蛀、霉变。

市场上有统货供应，其要求为：干货。略呈椭圆形、圆锥形或半圆形，去净外皮，大小不分。表面类白色或淡黄色，略有皱纹，并有多数隐约可见的细小根痕。上端类圆形，有凸起的叶痕或芽痕，呈黄棕色；有的下端略尖。质坚实，断面白色，粉性。气微，味辣，麻舌而刺喉。颗粒不得小于0.5cm。无包壳、杂质、虫蛀、霉变。

2. 出口半夏的商品规格

身干，内外色白，体结圆整，无霉粒，无油子，无碎粒，无残皮，无帽。并以半夏颗粒大小常分为：

特级：每1kg 800粒以内。

甲级：每1kg 900～1000粒。

乙级：每1kg 1700～1800粒。

丙级：每1kg 2600～2800粒。

珍珠级：每1kg 3000粒以上。

五、药材包装、储存、运输

包装材料：使用无污染、无破损、干燥洁净，并能防潮，对半夏质量无影响、可以回收或易于降解的轻质材料如麻袋、编织袋等包装。一般包装袋有25kg、50kg两种规格。包装外应有标签，标明药材品名、数量、产地、采收日期、包装日期、生产单位、调出数量、包装重量、注意事项等。

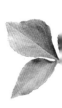

储存：产品包装以后，要保存在通风、干燥、无污染、阴凉的地方或专门仓库室温储存，控制适宜温、湿度。注意防日晒、雨淋、鼠害、虫蛀及有毒有害物质的污染，定期检查，发现霉烂等现象及时清理隔离。

运输：工具必须清洁、无污染，对半夏不会造成质量影响，运输过程中不得与其他有毒有害的物质或易串味的物质混装。运输容器应具有较好的通气性，保持通风、干燥，遇阴雨天气应防雨、防潮，避免在途中腐烂变质。

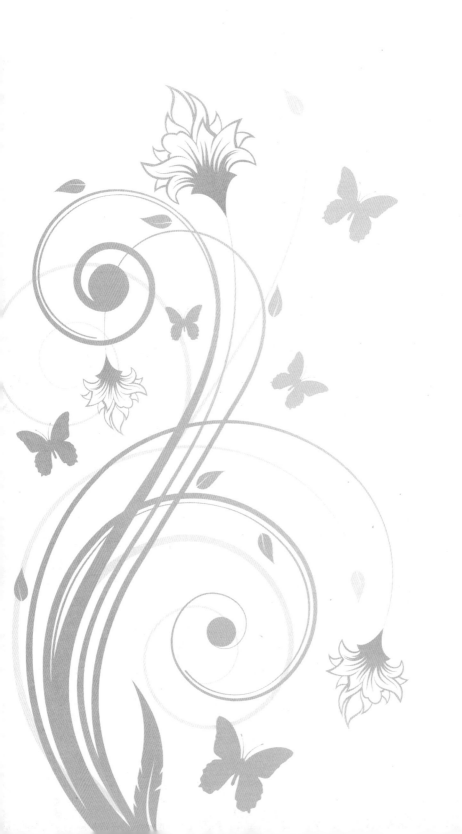

第4章

半夏特色
适宜技术

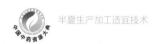
一、特色栽培技术

1．催芽

一般早春5cm表土温度稳定在6～8℃时，用温床或火炕进行种茎催芽（温度保持在20℃左右），15天左右芽便能萌动，芽鞘发白时即可栽种。

2．浸种

下种前，可用5%草木灰液浸种2～4小时，或用2%的硝酸钾溶液浸种24小时，取出，晾干，将种茎按大、中、小等级下种。

3．便捷采挖的种植方式

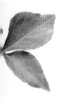

在畦面上所开沟的底部及两侧面铺垫塑料纱网、纱布、纺织布、带孔的塑料布、无纺布、毛毡一类可透气透水的纤维织物或布状物，宽度为能与所开沟的底部及两侧面接触并翻出沟两上沿各2～6cm，将种茎或经过催芽的种茎按3～8cm的间距置于沟底的纱网上，覆盖4～10cm的混合肥土。采收时，从一侧拉起与所开沟的底部及两侧面接触并翻出沟上沿的纤维织物或布状物，把块根及大量须根和半夏块茎连土翻入容器内，过筛、分拣出块茎、块根及须根、分类加工贮藏。

4．苗期覆盖地膜

栽后盖上地膜，宽度视畦的宽窄而定。盖膜时应使膜平整紧贴畦埂上，做到紧、平、严。注意防膜内高温灼伤小苗。半夏苗期覆盖地膜，出苗时间早，而且还能保持土壤整地时的疏松状态，促进根系生长。

5. 摘除花蕾

为了使养分集中于地下部分块茎，促进块茎的生长。半夏花期不一致，除留种外，务必及时摘除花蕾。

6. 间作、套作

为了提高单位面积土地经济效益，可利用现有的遮阴条件，在林间或与农作物套作种植半夏。如在畦背上种植玉米、高粱等高秆作物或适时搭盖遮阴网，创造弱光、阴凉环境，减少倒苗现象。

7. 防"倒苗"

在生产中，除采取适当的庇荫和喷灌水降低光照强度、气温和地温外，还可喷施植物呼吸抑制剂亚硫酸氢钠（0.01%）溶液，也可喷施0.01%亚硫酸氢钠和0.2%尿素或2%过磷酸钙混合液，以抑制呼吸作用，减少光合产能的消耗，进而延迟倒苗，缩短倒苗期，提高产量。

二、地区特色高产栽培技术

除第三章介绍的栽培技术外，各产区的栽培技术各有特点，自成体系。为避免内容大段罗列，本部分就各产区中有特色、应用广泛的栽培技术进行介绍。

1. 江苏产区半夏的高产栽培技术

结合整地，每亩施农家肥90吨、饼肥1.5吨和750kg过磷酸钙。下种前用0.5%～2.0%石灰水浸种12～30小时。在半夏生长后期，每10天根外喷施1次0.2%磷酸

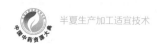

二氢钾或500mg/kg赖氨酸溶液。5月下旬或6月上旬，当珠芽长成并有脱落时，每亩追施优质有机肥15吨、尿素150kg，拌匀撒于沟内。

2. 山西产区半夏丰产栽培关键技术

结合整地每亩施入充分腐熟的有机肥或土杂肥2500～4000kg、氮磷钾（15：15：15）复合肥50kg、过磷酸钙25～50kg、硫酸钾10～15kg；翻土深度18～20cm，耙细整平作畦。选用柳叶型半夏。选当年生直径0.7～1.0cm的块茎作种。先水洗种栽，晾干后用药剂处理：①播种前用50%多菌灵、40%乙磷铝3000倍液或10%灭线磷3000倍液喷药或浸种5小时，或用多菌灵、阿维菌素喷药或浸种；②用2%的KH_2PO_4和500mg/kg的三十烷醇溶液处理种茎。种栽播种后的1～2天内，及时喷施乙草胺乳油或氟乐灵等除草剂。

3. 四川产区半夏高效栽培模式

在整地前，每亩施复合肥60kg、油枯肥60kg、优质腐熟的农家肥2000kg，80%甲基硫菌灵1000g，均匀撒施于田间，结合整地，对土壤进行消毒杀菌。秋播或春播，以11月中下旬播种产量最高。播种方法采用开沟条播，沟深5～6cm，行距20cm。在齐苗7～10天后，每亩用洗树净45g、活力素45g混合兑水45kg，喷雾叶面，以促苗壮，增强抗病能力。在第一次倒苗后，每亩用50%福美双80g兑水60kg，叶面喷雾，防治生长后期块茎腐烂。

4. 甘肃地区半夏高产栽培技术

8月下旬野生半夏成熟，大量采挖，及时采购高山地区直径1cm大小的野生半夏块茎，并进行晾晒精选后，妥善保管在阴凉处备用作种。切忌选用人工栽培半夏块茎作种用。半夏种植地应选靠近水源，背阳的塬台、梯田地或缓坡地的砂壤土。结合秋耕翻整地，每亩施入腐熟鸡粪或其他优质农肥2000kg，过磷酸钙50kg，或磷酸二铵15kg。一般在秋末播种，以气温稳定8℃，于10月下旬为适宜播种期。播种时将种茎按大小分级，剔除病、烂块茎，用1000万单位农用链霉素或50%多菌灵按种茎量的3‰拌种，堆放12小时后播种。播种方式：将第1播种畦内约10cm厚的土壤铲出堆放地边，整平畦底，将种茎均匀撒播在畦内，每亩用种茎250kg，并在畦内立放2～3个高10cm的播深限高板；将第2小畦10cm厚的土壤铲起均匀覆盖在第1个播种畦内，覆土深度以不超过限高板为准，取出限高板耙细整平；按此方式，第2小畦下种后用第3小畦内铲出土壤覆盖，依次类推，直到第1个小畦内铲出的土壤覆在最后1个小畦中播种结束；可结合覆土，用多菌灵进行土壤消毒。出苗前必须灌1次透水。4月上旬齐苗后和6月下旬，结合灌水进行施肥，每亩追施腐熟的人粪尿1000kg或磷酸二铵10kg，并在生长期间用磷酸二氢钾和利果美进行叶面施肥2～3次。半夏整个生育期都要做到有草就拔，保持地里干净无杂草，严防草荒。

5. 贵州地区半夏栽培关键技术

选择野生地采挖的或单留种地收获的桃叶型半夏块茎，直径低于1.0cm规格的块茎作为种茎。选择生态环境良好，湿润肥沃、保水保肥较强、光照充足、近水源、腐殖质或有机质含量丰富、土壤酸碱度适中的砂质壤土或黄壤土。年前将地块深翻，打碎土块，除去杂草、石块、宿根及其他杂物，栽种前将地块再进行一次翻耕，深度20~30cm，打碎土块。开厢时，进一步进行土地整理，重点把杂草根清理烧毁。按高低方向顺势开厢，以有利于间隔沟内积水，具体操作是：在高的一端，拉好80~120cm宽的绳子，严格按照这个宽度，向低的方向顺势开厢做高畦，畦长以土地条件而定，耙平畦面，沟间距40cm。有坡度的地块，要在高处挖拦水沟。播种分撒播和点播两种，撒播：在做好的畦上，将选好的种茎均匀散播，芽眼向上，密度约5cm×3cm；点播：按株行距5cm×3cm，在畦面上摆好种茎，点第二行的时候要与第一行的种茎在一条直线上，不要错行。每亩均匀撒上已充分腐熟的农家肥10 000~15 000kg，及时覆土，深度6~8cm。为防杂草滋生，可适度增加播种量。7月下旬第2代株芽形成时，及时拔除。收获前30天内不再施肥。当温度在20℃时，保存土壤适宜湿度15%~20%；超过20℃时，土壤保持湿度在20%~30%。合理轮作：半夏种植1年后，就要进行轮作，适宜轮作期2~3年，不与茄科等易感染根腐病的作物轮作。

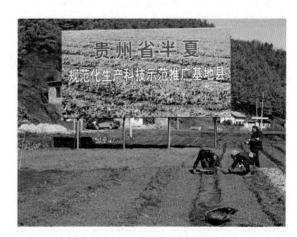

图4-1　贵州半夏的播种

三、组织培养

（一）基本设备

组织培养的房间，应尽量安排在楼层较高处，以利采光，减少尘埃和杂菌污染的机会。设计组织培养房间，应考虑清洁、干燥，保暖隔热，减少能源消耗，尤其是培养室，应尽量采用自然光照，最大限度地增加采光面积，除必要的承重结构外，全部安装落地式双层大玻璃，并在窗外设置防止阳光直射的半透明瓦楞板，其宽度、数目根据当地纬度、日照强调、日照时数等气象因子而定，瓦楞板的倾角最好能调节。

1. 准备室

要求20m²左右。准备室主要完成器皿洗涤，培养基配制、分装、包扎、高压灭菌等环节，同时兼顾试管苗出瓶、清洗与整理工作，如果房间较多，试管苗出瓶与培养器皿的洗涤可在另一间房间操作。主要设备及用具有：电冰箱1台，高压灭菌锅1～2台，洗涤用水槽1～2个，大型工作台1～2张，大桌子1～2张，玻璃橱1个，搁架2～3个，干燥箱1个，纯水机1台，酸度计1台，电子天平（量程100g，最小读数0.01g）1架；试剂瓶、滴瓶、移液管、量筒、烧杯、容量瓶、培养器皿等。

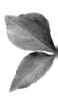

2. 无菌操作室

是组织培养工作或生产中的最关键的位置，关系到培养物的污染率、接种工作效率的重要指标，要求地面、天花板、四壁等尽可能光洁，不易积染灰尘，易于各种清洁和消毒工作。此外，无菌操作室要干净、整洁、明亮，在适当的位置吊装紫外线灭菌灯1～2盏，应经常照射，使室内保持无菌或低密度有菌状态。尽量减少与外界的空气对流，减少粉尘或微生物侵入。无菌操作室外应留有缓冲间，进入无菌室前在此更衣换鞋、洗手及处理外界采回准备消毒培养的材料，缓冲间也应配置紫外灯，用于室内灭菌。无菌操作室的主要设备有：超净台、酒精灯、解剖刀、广口

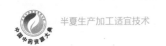

瓶、玻璃瓶等，常备无菌水及消毒灭菌的药剂及助剂，如0.1%的升汞溶液、漂白粉、肥皂等。

3. 培养室

培养室应保证足够的照明，培养架应纵向对着窗口，避免靠近窗户的培养架光线过强，后排较弱的现象；适当安装人工辅助照明的日光灯，光线不足时可以补充光照，在培养架上安装40W的日光照明设备，数量根据外界日光光照强度而定，尽量使室内光线分布均匀。培养室的四壁及地面应采用浅色建材，以增强反光，提高室内亮度；天花板应有保温层。培养室内应建有适当大小的边台，边台下为贮备用品的柜子。边台上放置解剖镜、显微镜等常用检查仪器。室内还应配置配电板、时控器、空调机、温度湿度计、温度记录仪等仪器，以便于控制室内电力、光照、温湿度。

（二）基本操作技术

1. 洗涤

洗涤时先将需洗涤的器皿在清水中泡一会儿，刷去污染物，沥干水，泡入浓洗衣粉水中，然后用毛刷从沿壁上从上往下刷动和呈圆周旋转两个方向刷洗，流水冲洗3～4次，彻底洗衣粉残留物。以器皿内、外壁，透明锃亮，内外壁水膜均匀、不挂水珠为洗净标准。晾干或烘箱烘干即可。

2. 灭菌

（1）培养基灭菌　培养基在制备过程中常常带有各种杂菌，分装后应及时灭菌，至少在24小时内完成灭菌工序。新制备的培养基一般采用湿热灭菌法。对于量少的培养基在20分钟就能彻底灭菌，量大的情况下应适当延长灭菌时间。继代培养更换下来的培养器皿和生根苗种植后留下的瓶子，应及时清洗，避免引起污染，导致杂菌滋生传播扩展。

（2）不耐热物质的灭菌　一些生长因子，如赤霉素、玉米素、脱落酸、尿素及某些维生素不耐热，通常采用过滤灭菌法。

（3）玻璃器皿及耐热用具等的灭菌　干热灭菌的物体应先洗净并干燥，包扎后灭菌，以免引起取用时重污染。加热时逐步升温，达到预定温度后记录时间。烘箱内放置的物体不宜过多，以免妨碍热对流与穿透。到规定时间后切断电源，待充分冷却后才能打开烘箱，以避免玻璃器皿因骤冷收缩不均匀而破裂，也可防止强烈的冷空气对流使冷空气被吸入包扎层内引起污染。

（4）用于无菌操作的器械的灭菌　在准备无菌操作时，把解剖刀、镊子、剪刀等浸入95%的乙醇中，用前取出在酒精灯或本生焰上灼烧灭菌，置于灭菌后的支架上，冷后立即使用。

（5）布制品的灭菌　如布（线）手套、帽子、套袖、工作服、口罩等，洗净晾干，用牛皮纸包好，经高压灭菌，20～30分钟后取出，放置于无菌室备用。

（6）外植体采用表面灭菌　最初从外界或室内选取的植物材料，都不同程度的带有各种微生物，因此，必须经过仔细的表面灭菌处理。除去不用部分，得到外植体，将外植体充分洗净后切割成适当大小流水冲洗，易漂浮或细小的外植体可用尼龙网袋包裹后于杯中冲洗，沥干后移至超净台中表面灭菌：置于消毒后的烧杯或广口瓶中，倒入适量消毒溶液，开始计时，用玻璃棒轻轻搅动或轻轻摇动容器，促进外植体与消毒液的充分接触，驱除气泡，使消毒彻底。在预定处理时间前的1～2分钟，把消毒液倒入另一器皿中，倾净后倒入无菌水，轻搅拌刷洗约3分钟，重复操作3～10次。灭菌时间从开始倒入消毒液计时，到倒入无菌水时为止（表4-1）。

表4-1　常用表面灭菌剂使用浓度就灭菌时间表

灭菌剂	浓度（%）	灭菌时间（min）	灭菌剂	浓度（%）	灭菌时间（min）
氯化汞（升汞）	0.1～1	2～15	过氧化氢（双氧水）	10～12	5～15
次氯酸钙	9～10	5～30	次氯酸钠	2	5～30
溴水	1～2	2～10	硝酸银	1	5～30

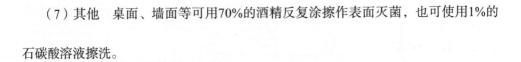

（7）其他　桌面、墙面等可用70%的酒精反复涂擦作表面灭菌，也可使用1%的石碳酸溶液擦洗。

3. 接种

将消毒好的外植体接种到培养基上的过程。具体操作是：左手拿试管或培养瓶等培养器皿，去除包扎纸，将培养器皿水平拿着，靠近灯焰，将器皿口外部在灯焰上燎数秒，此时，用右手小指或无名指配合手掌将器皿塞子慢慢拔出，将器皿口在灯焰上旋转，充分灼烧灭菌，主要注意器皿口附近的内外表面，然后用右手（塞子在手上）大、食、中指拿镊子夹外植体送入器皿内，轻轻插入培养基上，镊子灼烧后放回架上，再轻轻塞上塞子，将塞子与器皿口在灯焰上灼燎数秒，灼燎时应旋转，避免烧坏，包上包头纸，便完成接种工作。

（三）培养基的制备及保存

1. 贮备液的配制及保存

培养基的配制是组织培养的日常工作，为方便起见，常将配方中的药品一次称量配制成贮备液，又称母液，供一段时间取用。临用时取适量稀释到所需浓度。一般大量元素母液浓度可为使用浓度的10~100倍，微量元素母液浓度可为使用浓度200~1000倍。配制时可根据贮备液的化学性质和种类分别配制，单独保存或几种混合保存。混合型的母液一般应按顺序依次称量，分别溶解到少量的蒸馏水中，最后再依次混合，定容到预配容量。半夏组织培养常用的贮备液的浓度及MS培养基各成分所需用量如下表：

表4-2　MS培养基贮备液的浓度及取用量

名称	性质	培养基取用量（ml/L）	成分	贮备液中成分含量（mg/L）
贮备液 I	大量元素	50	NH_4NO_3	33 000
			KNO_3	38 000
			$CaCl_2 \cdot 2H_2O$	8800
			$MgSO_4 \cdot 7H_2O$	7400
			KH_2PO_4	3400

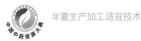

续表

名称	性质	培养基取用量（ml/L）	成分	贮备液中成分含量（mg/L）
贮备液Ⅱ	微量元素	5	KI	166
			H_3BO_3	1240
			$MnSO_4 \cdot 4H_2O$	4460
			$ZnSO_4 \cdot 7H_2O$	1720
			$Na_2MoO_4 \cdot 2H_2O$	50
			$CuSO_4 \cdot 5H_2O$	5
			$CoCl_2 \cdot 6H_2O$	5
贮备液Ⅲ*	铁盐	5	$FeSO_4 \cdot 5H_2O$	5560
			$Na_2EDTA \cdot 2H_2O$	7460
贮备液Ⅳ	有机成分	5	肌醇	20 000
			烟酸	100
			盐酸吡哆醇	100
			盐酸硫胺素	20
			甘氨酸	400

*注：先用1mol/L的KOH或NaOH调整贮备液Ⅲ的pH值至5.5，再定容。

2. 培养基的配制

（1）在洁净的容器中放入750ml蒸馏水，加入所需要的琼脂和糖，最好在水浴锅里将琼脂熔化，如果直接加热应不停地搅拌，防止在锅底烧焦或沸腾溢出。

（2）加入表4-2中的50ml贮备液Ⅰ，贮备液Ⅱ、Ⅲ、Ⅳ各5ml，蒸馏水定容至1L。

（3）趁热分装，注意不要把培养基黏附到培养容器口或与口部接近的内壁上，避免后期操作引起污染。分装时还应不时搅拌，避免先后分装的培养基凝固能力不同。

（4）加棉塞、包头纸或其他覆盖物包扎。

（5）高压灭菌后取出，冷却至室温即可使用。

（四）半夏组织培养系统

半夏组织快速繁殖，可以采取一次性成苗的方法，若是大量生产及种质保存，可以通过愈伤组织的扩大培养形成大量愈伤组织，然后诱导生根、生芽形成绿苗，从愈伤组织到可移栽的绿苗约需50天。同时愈伤组织的来源、质地对芽分化有一定的影响，由叶柄形成的愈伤组织分化能力较强。稳定的半夏快速繁殖系统，每块愈伤组织上可形成数十个球状体，每一个球状体可形成一个再生植株，一般每瓶可形成30～50棵苗。

（1）培养基与激素组合　比较适于半夏愈伤组织的诱导、形成与培养的培养基与激素的组合有：①MS培养基＋2,4-D 0.5mg/L＋KT 1.0mg/L；②MS＋NAA 0.2mg/L＋BA 2.0mg/L。

（2）愈伤组织的形成与形态分化　以叶柄、叶片、珠芽及新鲜块茎为外植体，切段（块），在每日光照12小时，光强度1500lx，温度23～25℃，MS培养基附加2,4-D 0.5mg/L与KT 1.0mg/L的条件下，一般接种后第2天，外植体两端向上翘起，随后形态学上端切口处膨大。第4～5天可见外植体膨大处出现瘤状突起，逐渐延及整个外植体边缘，形成愈伤组织，呈黄绿色的不规则团块状。所形成的愈伤组织可分为两种类型：大多为不规则的松散型，少数为表面光滑的致密型。接种15天后，可见从愈伤组织上出现白色绒毛状物，随后绒毛状物中间伸出许多突起，突起迅速生长成为密被白色绒毛的细根，生根的愈伤组织表面很快分化出绿色的芽点。致密型愈伤组织上芽点形成较晚，但数目多而密集。芽点增大成球状体，类似于自然生长的珠芽，其上生叶。由球状体连接着根和芽的绿苗，结构较完整。

（3）半夏的生根、炼苗与移栽　半夏出苗10天左右，转入琼脂减少到0.5%，蔗糖减少到2%的1/2MS（铁盐浓度不变）＋KT 1mg/L＋NAA 2mg/L的生根培养基中，10天后可形成根、叶健壮的完整试管苗。一般苗高4～6cm，便可在室内打开瓶口，炼苗2～3天，取出，洗净根系上的培养基，移到装有蛭石和砂子（体积比为1∶1）的塑料网筛中，放到湿度80%以上、温度15～20℃的温室中，经过10天左右再移到大田栽培，成活率可达80%以上。也可直接移栽半夏新生小块茎（绿色团块状），不管其有无叶或根，移栽后均可成活，且成活率在95%以上，2～3周即可长出叶片，通常4～10枚，最大的组织块可长出近30枚新生叶。新生叶为卵状心形的单叶，3周后可长出椭圆至披针形的三小叶的复叶，并开始在叶柄上形成小珠芽，个别组织块在培养瓶内的叶柄上也可形成小珠芽。移栽的试管苗当年可以收获，千粒重约2kg。因此，应用组织培养方法不但可以大量生产优良半夏种苗，还可以缩短大田的生长期，具有较大的应用价值。

第5章

半夏药材
质量评价

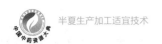
一、本草考证与药材沿革

半夏是传统常用中药,早在2000多年前就使用其治病,至今仍广泛使用。半夏在国内外防治疾病和中药市场上占据重要地位,据统计,在中药处方中的使用频率高居22位;日本的210个法定汉方中46个处方中含半夏,占22%。半夏不仅在中药处方中得到了大量的应用,还被制成各种中成药,如藿香正气丸、清宁片、保和丸、小青龙合剂、柏子养心丸、半夏天麻丸等。此外,以半夏为原料的各种半夏止咳糖浆、半夏露、半夏糖浆等新剂型,每年有上千万元的销售额,出口量逐年增加,国内外市场前景好。目前,有上千家制药企业生产半夏相关产品。

1. 名称的由来

半夏,地方名称很多,如江苏叫"野芋头",河南称"闹狗蛋",江西称"老鸹眼",云南叫"小半夏",山东称"鸦芋头",湖北称"三步跳",贵州称"麻芋果",四川称"麻芋头",还有地文、水玉、守田、蝎子草、地珠半夏、泛石子、老黄嘴、天落星、麻芋子等名称,为了与水半夏相区分,民间习称"旱半夏"。半夏之名始见于《礼记·月令》:令仲夏之月,鹿角解,蝉始鸣,半夏生,木堇荣……五月半夏生,盖当夏之半也,故名",郑玄注:"半夏,药草",此名沿用至今。《急救篇》颜师古注解"半夏,五月苗始生,居夏之半,故为名也",该描述与半夏的物候期并不相符;宋代《图经本草》言:二月生苗一茎,茎端出三叶,浅绿色,颇似竹叶而光,江南者似芍药叶。根下重生,上大下小,皮黄肉白,五月、八月内采根……一云五

月采者虚小，八月采者实大。"从半夏生物学特性来看，半夏通常在农历二、三月出

苗，因五月中、下旬气温过高，其地上部分枯萎倒苗，待天气转凉后重新出苗。故

现代学者认为《礼记·月令》所谓的"五月半夏生"，实为五月半夏倒苗后即可采收，

有新的半夏药材上市，即五月产新，故名之，而非"五月苗生"。

2. 原植物的考证

中国已发现最早的药物学专著《神农本草经》将半夏列为下品，记述了其性味

功效，未见植物形态和药材性状的描述。至魏·《吴普本草》云："生微丘，或生野中，

叶三三相偶，二月始生，白华圆上"，虽无地下药用部分记载，但基本符合天南星科

半夏 *P. Ternate* 地上部分的特征。宋代《图经本草》首次提出半夏的叶形有竹叶形和

芍药形之分，描述地下药用部位"上大下小，皮黄肉白"，且指出"八月采者实大"、

"圆白陈久者为佳"的药用标准。清代《植物名实图考》曰："半夏，所在皆有，有长

叶、圆叶二种，同生一处，夏亦开花，如南星而小，其梢上翘似蝎尾。半夏，一茎

三叶，诸书无异词。"历代本草虽未提及半夏叶柄上具珠芽、一年生常为单叶，但结

合宋《图经本草》和《植物名实图考》中对半夏外形的描述，再参考《证类本草》、

《本草纲目》等的附图和描述特征，与现代半夏植物的描述基本一致，可以确证历代

本草中半夏原植物与历版《中国药典》及《中国植物志》中收载的是同一物种，即

天南星科半夏属 *Pinellia* 植物半夏 *P. Ternata*。

3. 产地沿革

《名医别录》记载半夏"生槐里川谷"。陶弘景称：槐里属扶风，今第一出青州，

吴中亦有，以肉白者为佳，不厌陈久。"槐里为今陕西省兴平市东南面，扶风即扶风郡，辖境约为今陕西省永寿、礼县、户县以西、秦岭以北地区。青州则为上古九州之一，山东省中部，泰山以东至渤海一带；吴中泛指春秋时吴地，今江苏省、上海市大部分地区及安徽、浙江两省部分区域。可知当时半夏的主产地为陕西、山东一带，江苏、安徽等地亦产，质量以山东中部所产为好，以肉白者为佳。

《千金翼方·药出州土》记载半夏者产河南道谷州、江南东道润州、江南西道宣州三处。谷州即为今河南省新安县、洛宁县、宜阳县、光山县一带；润州辖境约为今江苏省南京市、镇江市、丹阳市、句容市、金坛市等市；唐朝宣州辖境相当于今长江以南，即安徽黄山、九华山以北地区及江苏省溧水、溧阳等市。可推测唐朝时期，河南、江苏、安徽一带所产半夏质量堪佳。

《图经本草》称半夏"生槐里川谷，在处有之，以齐州者为佳"。《证类本草》内附齐州半夏图。同时期的寇宗奭在《本草衍义》指出"凡用药必须择州土所宜者，则药力具，用之有据，……不可与他土者更为一物。盖特以其地之所宜立名也"。故其将齐州半夏与华州细辛、上党人参、川蜀当归并称。齐州辖境约为当今山东省济南、章丘、济阳、禹城、齐河、临邑等市县。可知宋代半夏以山东济南一带为地道。明·《御制本草品汇精要》记载："道地：齐州者为佳"，并附齐州半夏图。明朝对于半夏的质量评价延续宋代"以齐州者为佳"这一观点，以山东所产为佳。

南宋以后朝廷责成地方官编写地方志，清朝至民国时期，地方志盛行，《宿州志》《南充县志》《间中县志》《唐河县志》《和州志》《息州志》《大定府志》等各地方志对半夏多有记载，并自以奇货而居之。如《植物名实图考》曰："半夏，所在皆有，……乃以鹊山为佳"，鹊山位于今山东济南市北；《宿州志》记载："宿西半夏唯独四铺、孙疃佳也，宿西半夏，粉足，色白，北京同仁堂点名要此地半夏……"，四铺、孙疃为现在淮北市濉溪县四铺、孙疃、南坪等地；《和州志》称："半夏，和县之姥下产者为佳"，姥下指和县姥下河一带，淮北市、和县均归属于安徽省；陈仁山《药物出产辨》中载半夏："产湖北荆州为最"，荆州辖今湖北省江陵县、京山、钟祥、天门、潜江等地。因此，清朝至民国时期半夏的真正道地产区不十分明确，迄今无确证可考，有待进一步研究，是故民国陕西西京市、西安市国药商业同业公会《药材行规》之"半夏个"产地项为"四川、江南、北方各省"。

由于半夏传播方式较单一，种子和珠芽往往落在母株附近，生长区域局限，容易相互争夺生存空间。加之过度采挖、耕作制度及人文经济的改变，其生态环境也发生了变化，致使半夏资源日益减少，半夏主产区和道地产区出现变迁，先后有：陕西、山东、河南、江苏、安徽、湖北等地。随着用药经验的积累和社会的发展，半夏道地药材的主产地经历了一个由西至东，又由东至西的历史变迁过程。近年来在四川、贵州、重庆等省市均有大规模栽植，并逐步成为新的半夏主产区。

4. 栽培历史

新中国成立后，开展了全面系统的中药资源调查，数据分析显示半夏野生资源主要集中于四川、湖北、河南、贵州、安徽，其次是江苏、山东、江西、浙江、湖南、云南等地区。此外，调查研究还显示野生半夏资源的几近枯竭，远不能满足市场需求。20世纪80年代中国展开了半夏野生变家种驯化研究，先后建成以地域闻名的"颖半夏""赫章半夏""息半夏""襄半夏""唐半夏""潜半夏""大方圆珠半夏""西和半夏""威宁半夏"等半夏栽植区，这些半夏多远销日本、韩国、新加坡、香港等海内外国家和地区，具有较高的知名度。时下，一些栽培面积大、产量高的半夏产区，栽培面积已然减少或已无栽培，或向周边地区转移，半夏的盛名已转移到长江流域以南地区。如山东省菏泽市"郓半夏"种植区因多种因素的限制，已不被人们重视，目前只有零星地区仍在种植，产地优势逐渐下降；一些以野生资源为主的产区，栽培面积逐年扩大，产量大幅度提升，逐步成为半夏主产区，如贵州产区：半夏种植面积、产量均列前茅，因其质优量大，国家质量监督检验检疫总局先后将其"赫章半夏""大方圆珠半夏"评为地理标志保护产品。

5. 药用功效

半夏入药首见于《五十二病方》，处方用名为"冶半夏"（半夏粉），与牛脂、醋合煎服用。半夏秫米汤为其中之一，治疗胃有痰浊，心烦不眠等症，至今仍为医家所沿用。张仲景《金匮要略》所用半夏泻心汤、半夏厚朴汤等十余个以半夏为主药的方剂至今仍为中医和日本汉方医所广泛使用。

6. 采收与产地加工

自从梁·陶弘景提出"五月、八月采根，曝干"以来，历代本草多赞同，《图经本草》指出"五月采则虚小，八月采乃实大"。陶弘景还认为"以肉白者为佳，不厌陈旧"。《唐本草》记载"半夏所在皆有，圆白者为胜"，与现代半夏商品药材的要求基本一致。又苏颂云："又五月、八月采根，以灰裹二月，汤洗曝干。"石灰具很强的吸水性，处理后的药材易于去皮、晒干，故苏颂用裹半夏之"灰"，应是石灰的简称，至今部分地区还用石灰拌半夏之法加工。

7. 炮制工艺

半夏虽是止呕吐的首选良药，但炮制不好的半夏止呕效果差，且有小毒。《名医别录》指出："与生令人吐，熟令人下。用之扬洗，令滑尽"，"下"与"吐"相对应，意为镇吐。汤洗至滑尽则鲜半夏已变熟，否则"戟人咽喉"。东汉《武威汉代医简》中收录了半夏煎汤的历史，其治久咳上气汤云："半夏毋㕮咀，泊水斗六升，炊令六沸，浚去滓，温饮一小杯。"半夏有刺激性，故古人谓不能用嘴咬撕，同时也提出半夏需炮制后使用。

历代医家十分重视半夏的炮制技术，创建了姜、矾、醋、竹沥、戈制等70余种炮制工艺，不同制法的半夏，具有特定的药效作用，满足了临床的治疗需要，也有少数以生品入汤剂或外用的。现存最早的中医理论著作《黄帝内经·灵枢》的秫米半夏汤就提出"治半夏"一说；晋代《肘后备急方》凝练出用生姜汁、干姜煎解半夏毒的经验；南北朝时期的南齐，始用生姜制半夏的方法，首次提出生姜制半夏毒，并可提高其止呕作用的宝贵经验，亦是采用辅料炮制半夏的最早记载；唐代已有"汤洗""水煮""姜制"和"塘灰炮"等炮制方法，主要是去其毒；到了宋、金、元时期，半夏炮制已从"去毒"，减弱和消除其刺激性、降低毒性，发展为利用辅料协同炮制，改变药性，扩大应用范围，提高临床疗效。除单一辅料如白矾、皂角、猪苓、萝卜、醋、酒、浆水、泔水、麸、粟米、曲、香油等外，还用了2种及2种以上的辅料递浸、共制或药汁浸制等，如：姜和酒、白矾和生姜、生姜和甘草、芥子和醋及浆水、生姜、甘草、桑根皮等，有的辅料达14种之多，根据临床要求采用不同辅料炮制。

各地区沿用的半夏炮制品有清半夏、姜半夏、法半夏、竹沥半夏、青盐半夏、苏半夏、京半夏、仙半夏、戈制半夏等。传统炮制工艺有的工序繁杂，有的时间长达42天之久。随着研究的深入与时代的变迁，半夏的多种炮制方法，近代多不再采用。现代研究证实，较久加热或与白矾共煮能消除其毒性取，可降低或消除其对黏膜的刺激作用，还能增强其祛痰之功。1990年版《中国药典》仅收载清半夏、姜半夏、法半夏三种炮制工艺和饮片，一直沿用至今，这也是目前市场上流通的主流产品。

二、药典标准

1. 药材性状

半夏：呈类球形，有的稍偏斜，直径1～1.5cm，表面白色或浅黄色，顶端有凹陷的茎痕，周围密布麻点状根痕；下面钝圆，较光滑。质坚实，断面洁白，富粉性。气微，味辛辣、麻舌而刺喉。

法半夏：呈类球形或破碎成不规则颗粒状。表面淡黄白色、黄色或棕黄色。质较松脆或硬脆，断面黄色或淡黄色，颗粒者质稍硬脆。气微，味淡略甘、微有麻舌感。

姜半夏：呈片状、不规则颗粒状或类球形。表面棕色至棕褐色。质硬脆，断面淡黄棕色，常具角质样光泽。气微香，味淡、微有麻舌感，嚼之略黏牙。

清半夏：呈椭圆形、类圆形或不规则的片。切面淡灰色至灰白色，可见灰白色点状或短线状维管束迹，有的残留栓皮处下方显淡紫红色斑纹。质脆，易折断，断面呈角质样。气微，味微涩、微有麻舌感。

2. 显微鉴定

半夏：粉末类白色。淀粉粒甚多，单粒类圆形、半圆形或圆多角形，直径 2～20μm；脐点裂缝状、人字状或星状；复粒由 2～6 分粒组成。草酸钙针晶束 20～144μm，存在于椭圆形黏液细胞中，或随处散在。螺纹导管直径 10～24μm。

法半夏：粉末淡黄色至黄色。淀粉粒甚多，单粒类圆形、半圆形或圆多角形，直径 2～20μm；脐点裂缝状、人字状或星状；复粒由 2～6 分粒组成。草酸钙针晶束 20～144μm，存在于椭圆形黏液细胞中，或随处散在。螺纹导管直径 10～24μm。

姜半夏：粉末黄褐色至黄色。薄壁细胞可见，淡黄色糊化淀粉粒。草酸钙针晶束存在于椭圆形黏液细胞中，或随处散在，针晶长 20～144μm，螺纹导管直径 10～24μm。

清半夏：淀粉粒甚多，单粒类圆形、半圆形或圆多角形，直径 2～20μm；脐点裂缝状、人字状或星状；复粒由 2～6 分粒组成。草酸钙针晶束 20～144μm，存在于椭圆形黏液细胞中，或随处散在。螺纹导管直径 10～24μm。

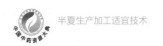

3. 理化鉴定

（1）半夏

薄层色谱鉴别方法1：取半夏粉末1g，加甲醇10ml，加热回流30分钟，滤过，滤液挥至0.5ml，作为供试品溶液。另取精氨酸对照品、丙氨酸对照品、缬氨酸对照品、亮氨酸对照品，加70%甲醇制成每1ml各含1mg的混合溶液，作为对照品溶液。照2015年版《中国药典》薄层色谱法（通则0502）试验，吸取供试品溶液5μl、对照品溶液1μl，分别点于同一硅胶G薄层板上；以正丁醇–冰醋酸–水（8∶3∶1）为展开剂，展开，取出；晾干，喷以茚三酮试液，在105℃加热至斑点显色清晰。供试品色谱中，在与对照品色谱相应的位置上，显相同颜色的斑点。

薄层色谱鉴别方法2：取半夏粉末1g，加乙醇10ml，加热回流1小时，滤过，滤液浓缩至0.5ml，作为供试品溶液。另取半夏对照药材1g，同法制成对照药材溶液。照2015年版《中国药典》薄层色谱法（通则0502）试验，吸取上述两种溶液各5μl，分别点于同一硅胶G薄层板上，以石油醚（60～90℃）–乙酸乙酯–丙酮–甲酸（30∶6∶4∶0.5）为展开剂，展开，取出，晾干，喷以10%硫酸乙醇溶液，在105℃加热至斑点显色清晰。供试品色谱中，在与对照药材色谱相应的位置上，显相同颜色的斑点。

（2）法半夏

薄层色谱鉴别：取本品粉末2g，加盐酸2ml，三氯甲烷20ml，加热回流1小时，放冷，滤过，滤液蒸干，残渣加无水乙醇0.5ml使溶解，作为供试品溶液。另取半夏对照药材2g，同法制成对照药材溶液。再取甘草次酸对照品，加无水乙醇制成1mg/ml的溶液，作为对照品溶液。照2015年版《中国药典》薄层色谱法（通则0502）试验，吸取供试品溶液和对照药材溶液各5μl、对照品溶液2μl，分别点于同一硅胶GF$_{254}$薄层板上，以石油醚（30～60℃）-乙酸乙酯-丙酮-甲酸（30∶6∶5∶0.5）为展开剂，展开，取出，晾干，置紫外光灯（254nm）下检视。供试品色谱中，在与对照药材色谱和对照品色谱相应的位置上，显相同颜色的斑点。

（3）姜半夏

薄层色谱鉴别：取姜半夏粉末5g，加甲醇50ml，加热回流1小时，放冷，滤过，滤液蒸干，残渣加乙醚30ml使溶解，滤过，滤液挥干，残渣加甲醇0.5ml使溶解，作为供试品溶液。另取半夏对照药材5g、干姜对照药材0.1g，同法分别制成对照药材溶液。照2015年版《中国药典》薄层色谱法（通则0502）试验，吸取上述三种溶液各10μl，分别点于同一硅胶G薄层板上，以石油醚（60～90℃）乙酸乙酯-冰醋酸（10∶7∶0.1）为展开剂，展开，取出，晾干，喷以10%硫酸乙醇溶液，在105℃加热至斑点显色清晰。供试品色谱中，在与半夏对照药材色谱相应的位置上，显相同颜色的主斑点；在与干姜对照药材色谱相应的位置上，显一个相同颜色的斑点。

（4）清半夏

薄层色谱鉴别方法1：取半夏粉末1g，加甲醇10ml，加热回流30分钟，滤过，滤液挥至0.5ml，作为供试品溶液。另取精氨酸对照品、丙氨酸对照品、缬氨酸对照品、亮氨酸对照品，加70%甲醇制成每1ml各含1mg的混合溶液，作为对照品溶液。

照2015年版《中国药典》薄层色谱法（通则0502）试验，吸取供试品溶液5μl、对照品溶液1μl，分别点于同一硅胶G薄层板上；以正丁醇–冰醋酸–水（8∶3∶1）为展开剂，展开，取出；晾干，喷以茚三酮试液，在105℃加热至斑点显色清晰。供试品色谱中，在与对照品色谱相应的位置上，显相同颜色的斑点。

薄层色谱鉴别方法2：取半夏粉末1g，加乙醇10ml，加热回流1小时，滤过，滤液浓缩至0.5ml，作为供试品溶液。另取半夏对照药材1g，同法制成对照药材溶液。照2015年版《中国药典》薄层色谱法（通则0502）试验，吸取上述两种溶液各5μl，分别点于同一硅胶G薄层板上，以石油醚（60～90℃）—乙酸乙酯—丙酮—甲酸（30∶6∶4∶0.5）为展开剂，展开，取出，晾干，喷以10%硫酸乙醇溶液，在105℃加热至斑点显色清晰。供试品色谱中，在与对照药材色谱相应的位置上，显相同颜色的斑点。

4. 质量检查

（1）半夏

水分：按2015年版《中国药典》通则0832第二法检测不得过14.0%。

总灰分：按2015年版《中国药典》通则2302检测不得过4.0%。

（2）法半夏

水分：按2015年版《中国药典》通则0832第二法检测不得过13.0%。

总灰分：按2015年版《中国药典》通则2302检测不得过9.0%。

（3）清半夏

水分：按2015年版《中国药典》通则0832第二法检测不得过13.0%。

总灰分：按2015年版《中国药典》通则2302检测不得过4.0%。

白矾限量：取本品粉末（过四号筛）约5g，精密称定，置坩埚中，缓缓炽热，至完全炭化时，逐渐升高温度至450℃，灰化4小时，取出，放冷，在坩埚中小心加入稀盐酸约10ml，用表面皿覆盖坩埚，置水浴上加热10分钟，表面皿用热水5ml冲洗，洗液并入坩埚中，滤过，用水50ml分次洗涤坩埚及滤渣，合并滤液及洗液，加0.025%甲基红乙醇溶液1滴，滴加氨试液至溶液显微黄色。加醋酸-醋酸铵缓冲液（pH值6.0）20ml，精密加乙二胺四醋酸二钠滴定液（0.05mol/L）25ml，煮沸3～5分钟，放冷，加二甲酚橙指示液1ml，用锌滴定液（0.05mol/L）滴定至溶液自黄色转变为红色，并将滴定的结果用空白试验校正。每1ml的乙二胺四醋酸二钠滴定液（0.05mol/L）相当于23.72mg含水硫酸铝钾 $[KAl(SO_4)_2 \cdot 12H_2O]$。本品按干燥品计算，含白矾以含水硫酸铝钾 $[KAl(SO_4)_2 \cdot 12H_2O]$ 计，不得过10.0%。

（4）姜半夏

水分：按2015年版《中国药典》通则0832第二法检测不得过13.0%。

总灰分：按2015年版《中国药典》通则2302检测不得过7.5%。

白矾限量：取本品粉末（过四号筛）约5g，精密称定，照清半夏白矾限量项下的方法测定。本品按干燥品计算，含白矾以含水硫酸铝钾 $[KAl(SO_4)_2 \cdot 12H_2O]$ 计，不得过8.5%。

5. 浸出物

半夏：按照2015年版《中国药典》水溶性浸出物测定法（通则2201）项下的冷

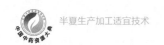

浸法测定，不得少于9.0%。

法半夏：按照2015年版《中国药典》水溶性浸出物测定法（通则2201）项下的冷浸法测定，不得少于5.0%。

清半夏：按照2015年版《中国药典》水溶性浸出物测定法（通则2201）项下的冷浸法测定，不得少于7.0%。

姜半夏：按照2015年版《中国药典》水溶性浸出物测定法（通则2201）项下的冷浸法测定，不得少于10.0%。

6. 含量测定

半夏：取本品粉末（过四号筛）约5g，精密称定，置锥形瓶中，加乙醇50ml，加热回流1小时，同上操作，再重复提取2次，放冷，滤过，合并滤液，蒸干，残渣精密加入氢氧化钠滴定液（0.1mol/L）10ml，超声处理（功率500W，频率40kHz）30分钟，转移至50ml量瓶中，加新沸过的冷水至刻度，摇匀，精密量取25ml。按照《中国药典》（2015年版）电位滴定法（通则0701）测定，用盐酸滴定液（0.1mol/L）滴定，并将滴定的结果用空白试验校正。每1ml氢氧化钠滴定液（0.1mol/L）相当于5.904mg的琥珀酸（$C_4H_6O_4$）。本品按干燥品计算，含总酸以琥珀酸计，不得少于0.25%。

清半夏：取本品粉末（过四号筛）约5g，精密称定，按照半夏（含量测定）项下的方法测定。本品按干燥品计算，含总酸以琥珀酸（$C_4H_6O_4$）计，不得少于0.30%。

7. 炮制

半夏：生半夏，用时捣碎。

法半夏：取净半夏100kg，大小分开，用水浸泡至内无干心，取出，另取甘草15kg，加水煎煮二次，合并煎液，倒入加适量水制成的石灰液中浸泡，每日搅拌1～2次，并保持浸液pH12以上，至剖面黄色均匀，口尝微有麻舌感，取出。洗净，阴干或烘干。生石灰用量10kg。

清半夏：取净半夏100kg，大小分开，用8%白矾水溶液浸泡，至内无干心，口尝微有麻舌感，取出，洗净，切厚片。白矾用量20kg。

姜半夏：净半夏，大小分开，用水浸泡至内无干心时，另取生姜切片煎汤，加白矾与半夏共煮透，取出。晾干或晾至半干，切薄片，干燥，筛去碎屑。每100kg半夏用生姜15kg，白矾8kg。

8. 性味与归经

半夏：辛、温，有毒。归脾、胃、肺经。

法半夏：辛、温。归脾、胃、肺经。

清半夏：同法半夏。

姜半夏：同法半夏。

9. 主治与功效

半夏：燥湿化痰，降逆止呕，消痞散结。用于湿痰寒痰，咳喘痰多，痰饮眩晕，风痰眩晕，痰厥头痛，呕吐反胃，胸脘痞闷，梅核气；外治痈肿痰核。

法半夏：燥湿化痰。用于湿痰寒痰，咳喘痰多，痰饮眩晕，风痰眩晕，痰厥头痛。

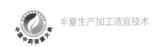

清半夏：燥湿化痰。用于湿痰寒痰，胃脘痞满，痰涎凝聚，咯吐不出。

姜半夏：温中化痰，降逆止呕。用于痰饮呕吐，胃脘痞满。

10. 用法与用量

半夏：内服一般炮制后使用，3～9g。外用适量，磨汁涂或研末以酒调敷患处。

法半夏：3～9g。

清半夏：同法半夏。

姜半夏：同法半夏。

11. 注意

半夏：不宜与川乌、制川乌、草乌、制草乌、附子同用；生品内服宜慎。

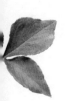

法半夏：不宜与川乌、制川乌、草乌、制草乌、附子同用。

清半夏：同法半夏。

姜半夏：同法半夏。

12. 贮藏

半夏：置通风干燥处，防蛀。

法半夏：同半夏。

清半夏：同半夏。

姜半夏：同半夏。

三、质量评价

1. 半夏的混伪品

目前市场有以小天南星或虎掌半夏冒充半夏现象，且较为常见。在黑龙江还出现以紫茉莉根茎处理后充当半夏片，还有以幼天南星经过蒸煮伪充半夏食用的情况。广西民间曾有用水半夏（鞭檐犁头尖 *Typhonium flagelliforme* 的干燥块茎）代半夏入药的习惯，并于20世纪60年代开始栽培，产量逐年增加，随着正品半夏的缺乏，销往全国各地。经药理研究证明，水半夏有与半夏相似的止咳化痰作用，但止呕作用不明显，因此水半夏不宜代半夏使用。半夏地方习用品较多，至少有3属12种植物作为半夏使用，除水半夏外，尚有同科植物天南星 *Arisaema heterophyllum* Blume、独角莲 *Typhonium giganteum* Engl.、虎掌 *Pinellia pedatisecta* Schott、滴水珠 *Pinellia cordata* N. E. Br.、盾叶半夏 *Pinellia peltata* C. Pei、犁头尖 *Typhonium divaricatum* Blume 的干燥块茎混作半夏使用。半夏与其混伪品功效不同应区别使用。

2. 半夏的真伪鉴定

除药典规定的质量标准外，研究显示，还可用紫外扫描图谱鉴别半夏药材：称取样品0.4g，加入甲醇5.0ml浸泡一夜，过滤后转移至5ml量瓶中，定容，从中取溶液1.0ml置于10.0ml量瓶中，加甲醇至刻度，备用。上机扫描：将样品溶液分别置于比色池内，上机测定紫外吸收曲线。测定条件为记录范围0～3.000，扫描速度为200nm/min，扫描波长420～200nm，样品波长刻度为20nm/cm。从甲醇溶液的紫外扫

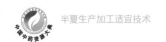
描中可见半夏在226nm附近，有一吸收峰。

还可采用现代分子生物学技术鉴别样本的真伪，如PCR测序技术，测定样品的18S rRNA基因序列，进行DNA序列变异分析，鉴别样本真伪。

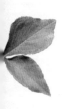

第6章

半夏现代研究与应用

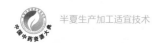

一、植物化学成分

半夏虽然用药历史已经有两千年之久，但直至20世纪30年代后，才有学者对其化学成分进行研究。半夏块茎主要是贮藏营养的器官，其中约75%为淀粉，另外25%为生物碱、氨基酸、无机元素，另外还含有少量的挥发油、黏液质、草酸钙、半夏胰蛋白酶抑制物等化学成分。

1. 糖类

糖类是半夏的主要化学成分，有蔗糖、岩藻糖、葡萄糖、半乳糖、鼠李糖、核糖、L-阿拉伯糖、D-半乳糖、L-鼠李糖、D-半乳糖醛酸、D-葡糖糖醛酸等糖类成分。

2. 生物碱

生物碱是半夏块茎生理活性的有效成分之一。主要有L-麻黄碱、胆碱、鸟苷、次黄嘌呤核苷、胸苷、咖维定、胡芦巴碱及毒芹碱相似的生物碱。

3. 氨基酸

半夏含有多种氨基酸，有天冬氨酸、苏氨酸、丝氨酸、谷氨酸、甘氨酸、丙氨酸、缬氨酸、蛋氨酸、异亮氨酸、亮氨酸、酪氨酸、苯丙氨酸、赖氨酸、组氨酸、精氨酸、脯氨酸等16种氨基酸。其中，7种为人体必需氨基酸。

4. 挥发油

半夏中挥发油的主要成分有3-乙酰氨基-5-甲基异噁唑、丁基乙烯基醚、3-甲基-

二十烷、十六碳烯二酸、正十八烷、2-甲基癸烷、正十二烷、1-辛烯、3-癸炔、乙

烯基环己烷、十六碳烯二酸、丁基乙烯基醚、6-甲基-2庚酮、3-壬酮、2-十一烷酮、

1,5-正戊二醇、2-乙烯基丁烯醛、偶氮环乙酮、戊醛肟、2-氯丙烯酸-甲酯、2-乙基

丁酸烯丙酯、棕榈酸乙酯、茴香脑、α-榄香醇、β-桉叶油醇、红没药烯、β-绿叶烯、

金合欢烷、香橙烯、β-榄香烯、4-羟基萜品烯、香茅醛、柠檬醛、苯甲醛、2,6-二叔

丁基-4-甲基酚、异氰酸-1-萘酯、甲基菲、1,2-苯二甲酸二丁酯、2-戊硫基苯骈噻吩、

1-三噻烷基-2-丙酮、戊基吡哺-2-酮、2-戊基呋喃、2-（二乙基甲基）咪唑、3-乙

酰氨基-5-甲基异噁唑、糠醛、四氰异噁唑、1,2-甲基哌嗪。

5. 甾醇类

半夏甾醇类成分主要是β-谷甾醇、豆甾醇、油菜甾醇、胡萝卜苷，其中β-谷甾

醇含量可作为质量评价标准之一。

6. 有机酸类

半夏的有机酸类均具有较强的生物活性。主要为琥珀酸、芳香酸、棕榈酸、苯

甲酸、α夏亚麻酸、β麻亚麻酸、香豆酸、香草酸、阿魏酸、咖啡酸、原儿茶酸、

对羟基苯甲酸不饱和十八碳酸、亚油酸、油酸、十五烷酸、十六烷酸、十七烷酸、8-

十八碳烯酸、9-十六碳烯酸、9-氧代壬酸、硬脂酸、花生酸、山柰酸、11-二十碳烯酸、

二十碳二烯酸、不饱和脂肪酸三酰甘油等脂肪酸或不饱和脂肪酸。其中，琥珀酸是

半夏含量测定的指标性成分。

此外，半夏含有Al、Fe、Ca、Mg、K、Na、Ti、Mn、Cu、P、Zn等18种无机元

素。有尿黑酸、原儿茶醛、姜烯酚、姜酚、阿魏酸、咖啡酸、香草酸及对羟基桂皮酸等芳香族成分，现代研究认为尿黑酸、苯甲酸、左旋麻黄碱，以及极细长、质地坚韧针尖状的草酸钙，是半夏的刺激成分。

二、药理功效

半夏作为传统中药，药用成分主要为生物碱、半夏蛋白、甾醇类、氨基酸类、有机酸酯类、挥发油。其药理作用有抗溃疡、镇吐、镇咳、抗早孕、抗心律失常等。

1. 对呼吸系统的作用

（1）镇咳作用　半夏具有明显的镇咳效果，其机制初步认为是生物碱抑制咳嗽中枢所致。生半夏、姜半夏、姜浸半夏和明矾半夏煎剂按体重0.069g/g灌胃，对电刺激猫喉上神经或胸腔注入碘液引起的咳嗽具有明显的抑制作用，其作用与可待因同样发生于给药后30分钟，药效能维持5小时以上。

（2）祛痰作用　半夏是用于燥湿化痰的常用中药，大量研究证明半夏具有显著的祛痰作用。半夏中含有的总游离有机酸同样具有止咳祛痰的作用，祛痰作用因炮制方法不同而有差异。此外，研究结果表明半夏的贮存时间越长，则祛痰作用越强。

2. 对消化系统的作用

（1）镇吐作用　半夏加热炮制或加明矾、姜汁炮制的各种饮片，对阿扑吗啡、洋地黄、硫酸铜引起的呕吐，都有一定的镇吐作用，其作用机制为抑制呕吐中枢、激活迷走神经传出活动。发挥镇吐作用的主要化学成分为半夏蛋白，还有半夏杂多糖、脑苷及多种脂肪酸类成分。

（2）抗溃疡作用　半夏制剂对毛果芸香碱引起的唾液及胃液的分泌有显著抑制作用，其抗溃疡作用的药理是减少胃液分泌，降低胃液游离酸度和总酸度，抑制胃蛋白酶活性，保护胃黏膜，促进胃黏膜的修复等。

3. 对生殖系统的作用

（1）抗早孕作用　现代试验研究所证实半夏为单味抗生育中药。其作用机制是与子宫内膜、腺管上皮细胞，以及胚胎外胚盘锥体上某些部分细胞团选择性的结合，改变细胞膜生物学行为，终止着床胚胎的发育，使被移植的正常胚泡不着床，降低着床率。

（2）致突变的作用　现代药理实验显示，低剂量姜半夏具有DNA损伤效应，其拖尾细胞百分率及尾长值均较阴性对照组有显著升高（$P<0.01$）。随着剂量的增加，损伤效应愈明显，呈现出一定的量效关系，即在一定剂量范围内，剂量增加，受损淋巴细胞百分率增加，受损细胞尾长值增加。提示姜半夏具有一定致突变效应，临床应用于孕妇时应持慎重态度，特别在胚胎发育早期，以避免对胎儿造成不良影响。

4. 对血管系统的作用

（1）抗心律失常作用　给犬静脉注射半夏浸剂，氯化钡所致的室性早搏迅速消失且不复发，有效率97.5%；肾上腺素引起的室性心动过速，能迅速转为窦性节律，有效率96.0%。半夏浸膏对离体蛙心和兔心有一定抑制作用，静脉注射，对犬、猫和兔均有短暂的降压作用，但耐受性强。

（2）降血脂作用　半夏具有降低全血黏度、明显抑制红细胞的聚集和提高红细胞的变形能力的作用。

（3）抗血栓形成　灌服清半夏乙醇提取物能显著延长大鼠实验性体内血栓形成时间，并具有延长凝血时间的倾向。

5. 其他作用

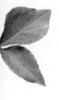

半夏蛋白是目前已知的，唯一只与甘露糖结合，而不与葡萄糖结合，且具有凝集素作用的蛋白质，对兔红细胞有专一的血凝活力。除兔红细胞外，对羊、狗、猫、豚鼠、大鼠、小鼠和鸽的红细胞亦有凝集作用，半夏蛋白亦凝集其他细胞，如对小鼠脾细胞、人肝癌细胞、艾氏腹水癌和腹水型肝癌细胞。体外试验，半夏提取物对腹水型肉瘤、肉瘤-180，肝癌实体型、Hela 细胞、试验性小鼠宫颈癌-14均有一定的抑制作用。半夏多糖也能抑制肿瘤的发生和增殖。半夏各炮制品总生物碱能损伤悬浮生长的慢性髓性白血病细胞（K562）的细胞形态，抑制其增殖。此外，半夏的挥发油成分能促进骨髓中粒细胞成熟，用于白细胞减少的症状。还能预防造影剂的不良反应。

6. 毒副作用

半夏虽是止呕吐的首选良药，但炮制不佳的半夏止呕效果差，且有小毒。临床中毒主要体现在对口腔、咽喉、胃肠道黏膜及神经系统的毒性。表现为咽喉及舌部烧灼疼痛，胃部不适、口腔、肿胀、流涎、恶心、胸前压迫感，音嘶或失音，呼吸困难，痉挛甚至窒息，最终因呼吸肌麻痹而死。研究实验表明，生半夏汤剂和制半夏汤剂均可引起妊娠大白鼠阴道出血量增加。生半夏粉剂量按9g/kg给药，可使孕鼠母体体重显著降低，肾重指数增加，使肝重指数显著降低。半夏有抗早孕作用，可增高死胎率，故在妊娠呕吐症中，必须用炮制好的半夏，且量不宜过大，并配合保胎药物。

三、临床应用

半夏具有燥湿化痰、降逆止呕、消痞散结的功效。用于湿痰寒痰、咳喘痰多、痰饮眩悸、风痰眩晕、痰厥头痛、呕吐反胃、胸脘痞闷、梅核气；外治痈肿痰核。

1. 功效

（1）燥湿化饮　小半夏汤、干姜人参半夏丸、生姜半夏汤、半夏干姜散治"干呕，吐逆，吐涎沫"。均运用半夏燥湿化饮的功效，故《药征》谓其"主治痰饮呕吐"。

（2）和胃降逆　呕哕的原因较多，但在病机上都因胃气上逆、胃失和降，治疗均以和胃降逆为主，故胃气上逆而呕者均加半夏，以达降气止呕之目的。

（3）通阳辟阴　治"病发于阴，而反下之"心下痞，都不离半夏。凡阴邪窃居阳位，每用半夏，取其通阳辟阴之功，用于治胸痹至关重要。

（4）入阴散郁　少阴之邪逆于经脉，不得由枢而出，寒客咽痛，多用半夏散郁热。

（5）化痰开结　半夏辛温滑利，善开上焦痰热之结，故近代用其治痰核、癫狂等症。

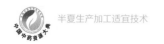

2. 临床运用

半夏药性温味辛有毒，归脾、胃、肺经。半夏的功用有降和燥两大特点。降：降逆止呕，使阻滞得以开通，使糟粕不能停留；燥：燥湿祛痰，使痰浊水液化解消散，从而宽中消痞，下气散结。临床常用于多种病症，并取得较好的疗效。

（1）呕吐　半夏性温味辛，善于温中止呕，和胃降逆。临床治疗胃寒呕吐、寒饮呕吐及其他原因引起的呕吐，半夏作为主药随症加减，可获得止呕的满意效果。常用方剂有小半夏汤、小半夏加茯苓汤、大半夏汤、半夏泻心汤、生姜泻心汤、旋覆代赭汤等。

（2）痰症　半夏辛温而燥，可用于各种痰症，最善燥湿化痰：治湿痰用姜汁、白矾汤和之，治风痰以姜汁和之，治火痰以竹沥或荆沥和之，治寒痰以姜汁、矾汤放入白芥子末和之。代表方为二陈汤。

（3）咳喘　半夏消痰散结，降逆和胃，临床常用于治疗痰饮壅肺之咳喘，及寒湿犯胃所致的呕吐噫气，或支饮，胸闷短气，咳逆倚息不得卧，面浮肢肿，心下痞坚等疾病。

（4）风痰眩晕　半夏燥湿化痰而降逆，天麻平息虚风而除眩，两药相配，既祛痰又息风，临床治疗脾虚生痰，肝风内动所致的眩晕，头痛。代表方剂是半夏白术天麻汤，具有显著的化痰息风，健脾祛湿的功效。《脾胃论》云：说足太阴痰厥头痛，非半夏不能疗；眼黑头晕，虚风内作，非天麻不能除。"临床用于风痰上扰，症见眩晕头痛，胸闷呕恶，舌苔白腻，脉弦滑。

（5）胸脘痞满　临床常用半夏配黄连、瓜蒌，加减用于治疗急慢性支气管炎、冠心病、肋间神经痛、胸膜粘连、急性胃炎、胆道系统疾患、慢性肝炎、腹膜炎、肠梗阻、渗出性腹膜炎等大都可获满意疗效。

（6）失眠　临床常用半夏配秫米治疗脾胃虚弱，或胃失安和之夜寝不安。半夏辛温，燥湿化痰而降逆和胃，能阴阳和表里，使阳入阴而令安眠；秫米甘微寒，健脾益气而升清安中，制半夏之辛烈。两药合用，一泻一补，一升一降，具有调和脾胃、舒畅气机的作用，使阴阳通，脾胃和，可入眠，为治"胃不和，卧不安"的良药。

（7）梅核气　临床上常用半夏配厚朴治疗梅核气，以辛开苦降，化痰降逆，顺气开郁，气顺则痰消。

（8）痞证　多用半夏配芩连、干姜，寒热并用，和胃降逆，宣通阴阳。代表方为半夏泻心汤，重用半夏以降逆止呕。

（9）半夏与西药的配伍运用　临床上中医用药强调整体，重在提高机体自身的抗病能力，调整平衡机体的各种生理功能。西药治疗侧重于局部，注重消除病灶，中药与西药在临床应用上各有特点，若中西药联用则可取长补短。如与氨茶碱联用，能增强止咳平喘的疗效。

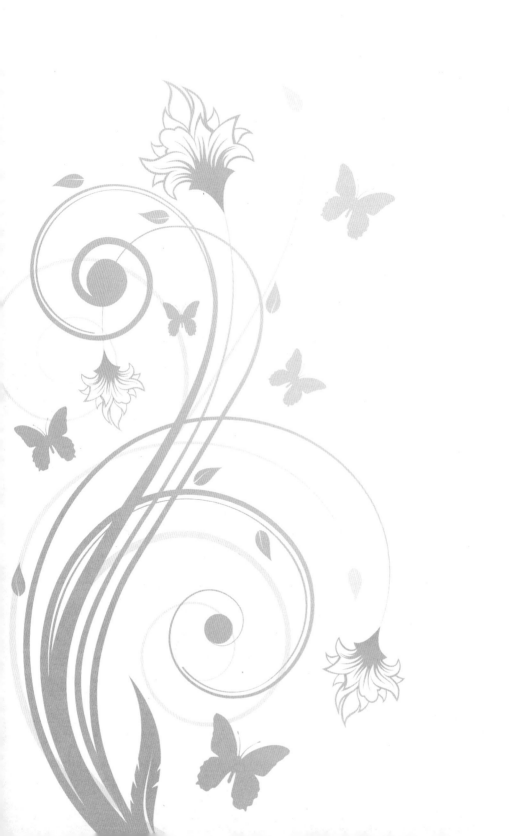

第7章

半夏市场动态及产业化发展

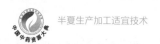
一、药材市场动态

随着社会经济的发展和中药资源开发的不断深入，中药资源的需求不断增加，合理利用中药资源显得尤为重要。从近三十年各大药市及产区行情调查统计分析，半夏供求缺口较大，走势强劲，市场价格逐年上涨，已由20世纪90年代初的8～9元/千克上涨至120元/千克，高居不下。近三十年半夏价格走势：半夏在1992年以前，14～18元/千克，1993年价格平稳上扬，达到20元/千克；1994年价格稳定在20元/千克左右；1995年价格达到28元/千克；1996年涨至30～40元/千克；1997年40～48元/千克；1998年后，价格稍有回落，1998年到2003年，半夏价格在25～35元/千克波动；2004年为35～38元/千克；2005年为39～46元/千克；2006年46～54元/千克；2007年到2009年价格逐年上涨并稳定在80～90元/千克；2010年达到顶峰，秋后产新价格150～160元/千克，选货高达

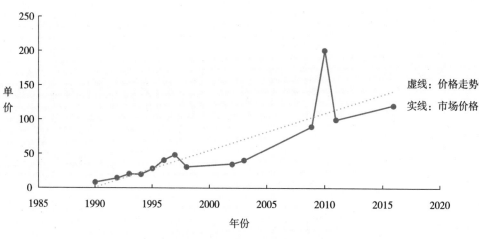

图7-1 国内半夏市场价格走势图

200元/千克，虽有炒作之嫌，但连续干旱，致货源供应量不足也是不争的事实；2011年价格有一定回落，85～110元/千克；之后，半夏价格稳中有升，市场波动较小，2013年至2017年4月价格一直保持95～120元/千克（图7-1）。

此外，外贸出口量和创汇额不容小觑。半夏是国际进出口药材之一，主要出口日本、越南、韩国、德国、中国香港和中国台湾，其中对德国出口的半夏价格较高，对越南和中国香港出口的半夏价格较低。据外贸部门统计，半夏出口量每年以20%的速度增长，仅2011年，半夏出口量就多达1350吨，出口价格为18.2美元/千克，出口额为2455.2万美元，同比上涨84.4%。据中国产业洞察网（http://www.51report.com/invest/3061192.html）对2009年第一季度至2014年第一季度半夏的季度出口数据进行统计（表7-1），数据显示：半夏的出口量及金额都有所波动，出口集中在第三、四季度，随每个季度的出口金额变化而变化，但总额呈走高趋势（图7-2）。因此，半夏也是一个出口创汇的好品种。随着国际社会对中药疗效的认可和中医药的国际化，中药类产品出口增幅稳步提升，东南亚等国的半夏订单日渐增多，其商品出口数量不断增大，半夏出口总体向上趋势明朗。

表7-1　2009年1季度-2014年1季度中国半夏出口季度数据统计

年度季度	出口数量（kg）	出口总额（美元）	平均单价（美元）
2014年1季度	177 896	2 761 459	15.52
2013年4季度	428 229	8 375 638	19.56

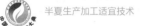

续表

年度季度	出口数量（kg）	出口总额（美元）	平均单价（美元）
2013年3季度	269 724	4 702 856	17.44
2013年2季度	341 905	6 584 563	19.26
2013年1季度	197 718	2 614 072	13.22
2012年4季度	370 746	7 525 783	20.30
2012年3季度	174 425	4 057 417	23.26
2012年2季度	438 368	8 077 182	18.43
2012年1季度	308 053	5 028 998	16.33
2011年4季度	341 430	6 637 517	19.44
2011年3季度	459 669	9 608 866	20.90
2011年2季度	310 181	4 904 508	15.81
2011年1季度	238 265	3 400 999	14.27
2010年4季度	383 708	5 221 234	13.61
2010年3季度	241 502	2 309 081	9.56
2010年2季度	404 562	3 886 932	9.61
2010年1季度	391 554	2 631 809	6.72
2009年4季度	486 682	3 433 204	7.05
2009年3季度	413 707	2 960 062	7.15
2009年2季度	464 380	4 180 199	9.00
2009年1季度	247 271	1 659 950	6.71

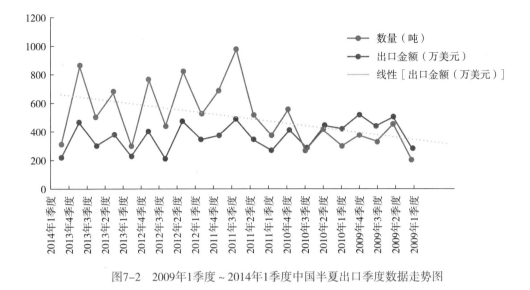

图7-2　2009年1季度～2014年1季度中国半夏出口季度数据走势图

二、半夏产业化面临问题

三十年来，半夏价格翻番，但大货较少，供求仍不平衡，造成半夏价格高居不下，业内人士指出半夏市场依然呈现不饱和趋势，价格将会稳中有升，市场看好，前景广阔。目前半夏产业化发展主要面临如下问题：

（1）需求量大　半夏的药用价值较高，应用范围广泛，疗效特殊。以半夏为主原料的制药企业数量庞大，随着相关制药企业对以其为原料的新药、特效药开发利用，其商品市场需求量日益增加。半夏的市场需求仍将稳步增长，而人工栽培半夏难以突破技术难关，短期内产量难有质的飞跃，供需缺口将进一步扩大。目前，半夏年需求量在5000～6000吨之间，而野生与家种量仅能满足1/3左右，市场缺口很大。

（2）野生半夏的产量减少　20世纪70年代至21世纪初期，半夏商品的来源主要靠野生采收加工。半夏野生资源分布广泛，据统计，解放初期至60年代，半夏平均年收购量稳定在2000吨左右。1978年后，土地实行承包责任制，耕作方式由原来的粗犷模式推广为精耕细作，荒山荒地不断被开垦利用，化肥、农药、除草剂的引用，工业化的推进，使野生半夏的生长环境受到严重破坏，连年无节制地采挖，农田中的半夏已基本绝迹；加之半夏本身繁殖系数低，半夏药材可收购量急剧下降，野生资源濒临枯竭，到2004年已下降至200吨。如湖北省60、70年代，年平均收购量在200吨以上，80年代下降到70吨；浙江、江苏、云南、安徽由60、70年代收购量300吨，80年代下降到65吨；贵州省由230吨下降到30吨左右。半夏野生资源几近枯竭，目前全国收购量（野生+家种）仅能满足市场需求量的三分之一。

（3）栽培技术落后　虽然自20世纪80年代开始，已陆续开展半夏的人工驯化栽培研究，但一些关键技术问题尚未解决，严重制约半夏产业的持续发展。栽培技术存在的主要问题有：①种植面积零星分散，不利于先进农业技术和机械化作业的推广，劳动效率不高；②药农种植管护步调不一，对病虫综合防治效果不佳，重复施药，增加成本；③缺乏增产的先进农业技术，技术培训和推广工作的难度大。由于药农文化程度不一，对半夏种植的管理和培育存在差异，部分药农生产技术原始，粗放，疏于管理。半夏种植过程中，药农虽掌握了半夏种植的基本方法，但对影响半夏生长的栽培因素尚缺乏系统深入的研究，对病虫害束手无策，直接影响了药农种植半夏的积极性，半夏产量不高。目前对半夏栽培技术的研究还局限于种植密度、单项肥料使用技术、组织培养扩繁方面的基础性研究，且这些技术缺乏系统性，离规范化种植的要求相差甚远。

（4）栽培半夏产量不高　因为价格的上涨，每年都会新增种植户，但增加了种植面积，并不意味着货源就多。原因是大部分种植者只看价格，忽略了自己是否具备种植条件，对病虫害综合防治效果不佳，缺乏增产的先进农业技术，把有限的块茎资源播种，收获的半夏可能还没有播种的种茎多，甚至面临绝产的危险，产量有减无增。所以，种植的越多，用种量就越大，削减商品半夏货源，市场上的商品就越少。20世纪70年代半夏的人工栽培开始兴起，但在人工栽培条件下，半夏对人为环境适应能力低，"倒苗"概率增加，再加上储存方法不当，种茎病害较多，产量不稳定，发展速度缓慢。就目前中国半夏人工栽培方面，还处于起步阶段，各地尚未形成生产规模，真正栽培百亩以上的半夏生产基地屈指可数，栽培产量仅2500～2800吨之间，远远未达到规范化种植产业化生产，不能满足市场需求。

（5）栽培成本高　半夏种植资金投入大，种植成本过高。每亩约需要种茎200kg，成本高。此外，半夏生产中用工量大，种植机械化程度几乎为零，种植、田间管理、浇水、打药、拔草、培土、摘花蕾、采收等等，每亩需投70～80个工，劳动力高，也是造成半夏每年价格上涨的主要因素之一。一般种苗、水肥、农药、人工等总投资每亩需1500元左右，一般农户都望而生畏，对于尚未种过半夏的农户，绝大多数都不敢贸然试种，唯恐投进去后打了水漂，加之不懂技术或听到看到别人的失败而不敢种植；已经种过的农户，再扩大种植的也不多，所以目前人工栽培发展依然缓慢。

（6）缺乏优良品种 半夏由野生变为家种的历史不长，生产中长期依赖采挖野生半夏块茎作种用，致使半夏品种混杂退化，品质下降，病害严重。由于半夏价格的上升走势，很多种植户为谋取利益，将留种用的半夏加工为成品高价卖出，使得半夏良种越来越缺乏。此外，由于自然灾害、环境破坏等各种因素，致使半夏的种质资源遭受严重的破坏，遗传多样性受到威胁。再者，优质半夏种茎成本较高，药农入不敷出，渐渐放弃了种植优质半夏的种植，减少优质种子种苗的留种。导致优质半夏资源缺乏，间接导致优良品种的缺乏。值得欣慰的是，目前，已有部分产区着手于半夏的品种选育工作。

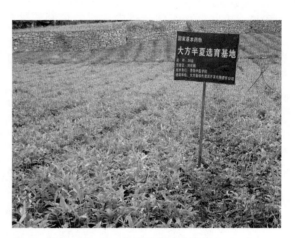

图7-3 半夏品种选育基地

（7）加工技术落后 药材企业中，只有少数企业拥有自己的半夏基地和专业的加工技术及专业的营销队伍，进行规范化种植和加工。大多数加工企业起步于家庭作坊、个体户，资金十分薄弱，技术不成熟，生产加工设备比较落后。从业人员主要是以家庭成员为主，整体专业素质不高，受过系统培训的较少，大部分是依靠传统经验积累进行生产。造成产品质量不高，利用率不足。

（8）管理机制落后 专业市场建设较慢，营销机构和人员不足，销售渠道单一，在整个产业链中存在管理机制落后、创新意识不强、技术进步缓慢、品牌的整体拉动效应不明显等问题。

三、半夏产业化发展建议

由于野生半夏资源几近枯竭，人工栽培产量较少，需求量逐年均呈上升之势，供需缺口逐年加大，价格升幅较大且居高不下。缓解半夏市场供需压力，推动产业化健康稳步发展是半夏发展的必经之路。

（1）建立优良种茎繁育体系　半夏良种的选育、繁殖、使用是半夏规范化生产的"源头工程"。充分保护和利用半夏野生资源优势，建立半夏种子种苗研发中心，建立种质资源保护库，对半夏野生资源进行收集、整理、提纯、复壮，防止品种退化和种质流失。组织技术人员进行半夏种子有性繁殖及组培快繁试验，选择适宜的繁种地区，加速种茎繁殖，以解决生产种茎短缺的现状。加强半夏品种选育，建立品种选育基地。同时，开展野生变家种选育研究，加快新品种引进、筛选、示范和推广。从源头上保证半夏高产高效优良的种子种苗是半夏质量优质稳定的基础。

（2）围绕基础性、关键性和共性技术展开攻关　由于半夏的特殊习性和种植技术的难度，才致使其市场前景看好。积极开展各种试验和探索，全力破解种植中存在的难题。加强与科研院所合作，系统开展播种期、密度、病虫害防治、水肥养分、品种、生育期、倒伏因素、籽粒形成要素等各种试验，为半夏产业的健康发展提供数据支撑。在明确半夏遗传特性的基础上，通过植物学、生态学、遗传学、药用植物栽培学、分子生物学、植物组织培养学等多学科结合，探明半夏繁殖机制，提高繁殖系数。通过合理的轮作制度安排，进行以"农业防治为主，化学防治为辅"的病虫害综合防治技术研究，降低病虫害发生率，减少用药量，使药材种植区生态系统得到了更好的恢复。尝试不同模式种植及其他基础性试验。组织专家加强半夏优质高效栽培研究，对药农进行指导培训，全面提升半夏种植的科技水平，力争在短期内取得成效，切实解决半夏病害及栽培技术落后的问题。

（3）加快机械化栽培技术应用，降低成本　高效的工作机制是提高产量和工作效率的关键，也是药农提高经济效益的重要途径。半夏种植成本之所以居高不下，除种茎成本较高外，主要是种植过程中劳动力成本支出比重较大。因此，要提高半夏种植的效益、增加农户收入，最行之有效的方法就是加快机械化应用的步伐，提高药材种植机械化程度，降低劳动力成本。

（4）推进半夏标准化管理体系，积极开展半夏标准化栽培技术研究　开展产地环境、规范化栽培、无公害生产、加工、贮运、包装质量等标准化研究。形成国家标准、行业标准和地方标准相配套，与国际相接轨，涵盖产前、产中、产后全过程的半夏质量标准体系，推进半夏标准化管理体系和质量保证体系建设，积极开展半夏标准化栽培技术研究。

（5）打造优势品牌，带动半夏产业发展　整合半夏品牌，集中力量着力培育和打造半夏品牌，确立以新品种为主导、良种繁育为手段、配套栽培技术为补充、质量管理体系为保证的发展思路。加大市场推广度，进一步加大宣传力度，利用互联网、中药材贸易会等平台，营造良好的舆论宣传氛围，并运用有关商标权、专利权等法律法规，维护自身利益，逐步形成系列产品，增强市场竞争力，不断提高品牌产品的知名度和半夏产业化的经营水平，加快半夏产业资源的优化整合，提升品牌效应。

（6）加强龙头企业建设，推进半夏产业化进程　借鉴农业产业化的成功范例，以市场为导向，以效益为中心，以科技为支撑，以半夏生产加工为重点，发展和扶持龙头企业，推动资产优化组合，重点培育壮大一批特色明显、上联市场、下联基地，有规模、有潜力、有品牌、有市场竞争力，又能带动半夏产业快速发展的半夏产业龙头企业。推广"公司+基地+合作社+农户""企业+协会+药农"等从种植、加工、销售一条龙的产业化经营模式，进一步推动了药农增收，克服专业化程度低、管理不规范、标准不一、单位面积产量低及价格恶性竞争等问题，提高市场竞争力，增强抗风险能力。形成集信息、加工、运输、销售、服务于一体的产业化运行机制，保证产品销售，提高农户种植积极性和主动性，增加经济收益。促进科技成果转化，推进半夏科技进步和产业化进程。

（7）加工炮制及相关产业的规范化管理　在加工半夏的过程中，应注意严格控制矾量及加热温度。此外，炮制过程中应严格控制浸泡的时间，各中药饮片及半夏相关中成药生产企业要建立健全的生产工艺体系以及质量标准控制体系，并拥有配套的管理制度，各级相关部门要加强监管，高度重视，必要时必须采取有力措施，以促进半夏加工炮制及相关产业健康发展。进行原产地深加工，不仅可以提高半夏附加值，还可以稳定半夏价格，保障种植户的经济利益。

（8）加大政策扶持力度，引导半夏产业持续发展　半夏经济效益和社会效益十分显著。但半夏产业发展技术支撑力量十分薄弱，建议政府大力支持和引导，统一组织实施，并抽调科技、扶贫、财政、金融、供销等部门人员协同作战，成立半夏产业发展小组，负责半夏技术服务和研究，着力破解难题，积极探索发展途径，提供半夏产业发展咨询，有计划、分步骤地对基层农业技术推广人员和农户进行半夏种植加工方面的培训，对规范种植、市场动态、质量监控等方面进行指导和评估，切实搞好产前、产中、产后的全程服务；把发展半夏产业纳入农业保险范畴，促进半夏产业健康快速发展；对开发半夏新品种、精品名牌，适销对路的企业和基地应给予政策倾斜和资金扶持；培养科技能手、新技术带头户，提供有效快捷的信息指导，切实提高种植管理水平。

（9）加强对半夏市场的宏观调控　有关部门要及时掌握半夏市场信息，指导药农有序生产，避免大起大落的盲目种植现象发生，整顿半夏市场秩序，在销售、税收以及扶持资金等方面创造促进半夏生产的良好外部条件。整顿和规范半夏生产，规范商贸流通秩序；对半夏的质量实行统一要求，不断提高半夏品质，维护好半夏的良好市场声誉；尽快建立半夏检测体系和质量监管体系，强化半夏市场监管力度，严厉打击各种商业欺诈，特别是假冒伪劣和制假贩假行为，不断规范市场流通秩序。

参考文献

［1］国家药典委员会. 中华人民共和国药典（一部）［M］. 北京：中国医药出版社，2015, 119-121.

［2］郭巧生，贺善安，刘丽. 半夏种内不同居群生长节律的研究［J］. 中国中药杂志，2001, 26(4): 233-237.

［3］潘世民，刘伯坤，李润霞，等. 半夏地下茎生长动态及产量构成因素［J］. 中国中药杂志，1996, 21(10): 594.

［4］靳忠英，彭正松，李育明，等. 半夏的光合特性［J］. 作物学报，2006, 10: 1542-1548.

［5］艾伦强，李婷婷，由金文，等. 半夏种苗质量检验方法研究［J］. 中国种业，2012, (9): 45-46.

［6］何道文，黄雪菊. 半夏栽培生态学研究［J］. 中草药，2003, 34(12): 1133-1135.

［7］吕晔，陈宝儿. 丹参 太子参 半夏 北沙参 板蓝根 贝母 元胡 白芷 玄参 麦冬 薏苡（中药材种养关键技术丛书）［M］. 南京：江苏科学技术出版社，2001: 55-74。

［8］云南名特药材种植技术丛书编委会. 半夏（云南名特药材种植技术丛书）［M］. 昆明：云南科技出版社，2013: 16-22.

［9］江年琼. 半夏、天南星［M］. 北京：中国中医药出版社，2001, 47-85.

［10］卢立兴. 半夏施肥技术的试验探讨［J］. 中国中药杂志，1992, 17(3): 143.

［11］蒋立昶，潘炳文，李光胜，等. 早春催芽栽培苗期覆盖地膜对半夏产量的影响［J］. 中国中药杂志，1996, 21(5): 278.

［12］张明，钟国跃，马开森. 半夏倒苗原因的实验观察研究［J］. 中国中药杂志，2004, 3(29): 274.

［13］刘爱华，王篙，周富. 半夏根腐病药剂防治筛选试验［J］. 安徽农业科学，2006, 34(15): 3737-3738.

［14］万美亮，刘合刚，谢海，等. 半夏块茎播种前的化学处理对其生长的影响［J］. 时珍国药研究，1991, 2(1): 37.

［15］曾令祥，李德友. 旱半夏病虫害识别及防治［J］. 农技服务，2007, 24(3): 73-76.

［16］冯礼斌，杨帮才. 半夏病虫综合防治措施［J］. 四川农业科技，2008, (5): 44.

［17］付成开，文永刚. 长顺县半夏主要病虫害及治理技术［J］. 植物医生，2006, 19(2): 22-23.

［18］申屠苏苏，王海丽，陈集双，等. 三叶半夏的种病毒检测［J］. 中国中药杂志，2007, 32(8): 664-667.

［19］李西文，马小军，宋经元，等. 半夏规范化种植、采收研究［J］. 现代中药研究与实践，2005, 19(2): 29-34.

［20］孙竹生. 半夏栽培与贮藏加工新技术［M］. 北京：中国农业出版社. 2005: 9-26.

［21］贵州昌昊中药发展有限公司. 一种半夏的规范化种植方法：中国，200910102630.9［P］. 2012-01-04.

［22］安徽振中农业科技有限公司. 一种半夏的种植方法：中国，201310141136.X［P］. 2014-04-09.

［23］阮培均，梅艳，王孝华，等. 道地特色中药材半夏的规范化种植技术示范［J］. 贵州农业科学，2010, (5): 49-53, 56.

［24］张小斌. 商洛半夏病虫害现状调查［J］. 安徽农业科学，2007, 35(32): 10364-10366.

［25］孟小文．泰半夏特征特性及高产栽培技术［J］．现代农业科技2010, 21: 156, 161.

［26］任晓丽，徐天明．襄汾县家种半夏丰产栽培关键技术探讨［J］．技术应用2016, 10: 60-61.

［27］徐天明，任晓丽．山西晋南家种半夏高产栽培技术［J］．现代农业科技, 2016, 14: 81-82.

［28］刘金生．清水县半夏高产优质栽培技术［J］．中国农技推广, 2007, 23(3): 34-36.

［29］陈铁柱，周先建，张美赫，等．赫章半夏GAP规范化种植标准操作规程（SOP）［J］．现代中药研究
　　　与实践, 2011, 25(2): 8-12.

［30］于洪伟，王培然，陈佳琳，等．旱半夏高产栽培技术要点［J］．天津农林科技, 2016, 249(1): 31-32.

［31］郭余龙，贾永芳，杨星勇，等．半夏的组织培养及其成分比较［J］．农业生物技术学报, 2003, 11(3):
　　　259-262.

［32］朱宝成，吴爱民，成亚利，等．药用作物掌叶半夏组织培养及药物成分分析［J］．作物学报, 1995,
　　　21(4): 475-478.

［33］朱长甫，何孟元，胡阿林，等．半夏小块茎的形态发生及人工种子制作［J］．作物学报, 1997, 23(4):
　　　482-486.

［34］石青，赵宝林．半夏的本草考证［J］．陕西中医学院学报, 2013, 36(2): 90-92.

［35］明·李时珍，刘衡如点校．本草纲目［M］．北京：人民卫生出版社, 1979: 1192.

［36］魏·吴普，尚志钧辑校．吴氏本草经［M］．北京：中医古籍出版社, 2005: 62.

［37］唐·陈藏器，尚志钧辑释．本草拾遗［M］．合肥：安徽科学技术出版社, 2004: 364.

［38］宋·唐慎微，尚志钧点校．大观本草［M］．合肥：安徽科学技术出版社, 2002: 342.

［39］清·闵钺辑注，叶显纯等选编．本草经典补遗［M］．上海：上海中医药大学出版社, 1997: 368.

［40］清·吴其浚．植物名实图考［M］．北京：人民卫生出版社, 1963: 603.

［41］唐·苏敬等撰，尚志钧辑校．新修本草［M］．合肥：安徽科学技术出版社, 1981: 264.

［42］清·吴其浚．植物名实图考长编［M］．上海：商务印书馆, 1979: 74.

［43］谢宗万．中药品种理论与应用［M］．北京：人民卫生出版社, 2008: 502-505.

［44］张瑾，谈献和．半夏资源研究进展［J］．中国中医药信息杂志, 2010, 17(5): 104-106.

［45］魏淑红，彭正松．半夏群体性状变异类型研究［J］．江苏农业科学, 2004, (04): 37-39.

［46］郭巧生，贺善安．半夏种内居群形态变异的模糊聚类分析［J］．植物资源与环境, 1997, 6(3): 29-34.

［47］魏淑红，彭正松，夏玲．狭叶半夏和普通总生物碱比较［J］．现代中药研究与实践, 2003, 17(2): 19-20.

［48］郭巧生．半夏研究进展［J］．中药研究与信息, 2000, 2(10): 15-20, 46.

［49］中医研究院中药研究所生药室炮制组．半夏炮制沿革的探讨［J］．中草药研究, 1977, 281(6): 41-43.

［50］刘亚平．半夏炮制方法研究［J］．山西职工医学院学报, 2009, 19(1): 52-54.

［51］贾立忠．半夏炮制方法的历史沿革探讨［J］．时珍国药研究, 1994, 6(2): 34-35.

［52］张跃进，孟祥海，许玲，等．不同炮制方法对半夏化学成分含量的影响研究［J］．中国实验方剂学
　　　杂志, 2008, 14(12): 21-23.

［53］陈宏．半夏研究进展［J］．现代农业科技, 2010, 5: 80-84.

［54］张杰，徐涛，张冬梅. 甘肃省半夏种质资源遗传多样性分析［J］. 兰州大学学报（医学版），2007，33(2): 38-44.

［55］孙素琴，周群，刘军，等. 真伪半夏二维相关红外光谱法的鉴别研究［J］. 光谱学与光谱分析，2004, 24(4): 427-430.

［56］吴皓，李伟，张科卫，等. 半夏药材鉴别成分的研究［J］. 中国中药杂志，2003, 28(9): 836-839.

［57］乔民，白鸥，张丽明. 中药半夏及其伪品的鉴定［J］. 中华中医药杂志，2011, 26(4): 850-853.

［58］李先端，胡世林，杨连菊. 半夏类药材氨基酸与无机元素分析［J］. 中国药学杂志，1990, 1(10): 37-38.

［59］王锐，倪京满，马蓉. 中药半夏挥发油成分的研究［J］. 中国药学杂志，1995, 30(8): 457-459.

［60］何萍，李帅，王素娟，等. 半夏化学成分的研究［J］. 中国中药杂志，2005, 30(9): 671-674.

［61］杨虹，俞桂新，王峥涛，等. 半夏的化学成分研究［J］. 中国药学杂志，2007, 42(2): 99-101.

［62］张之昊，戴忠，胡晓茹，等. 半夏化学成分的分离与鉴定［J］. 中药材，2013, 36(10): 1620-1622.

［63］王志强，李炳超. 半夏药理作用研究进展［J］. 山西医药杂志，2009, 38(1): 65-67.

［64］李万军，马新焕，王建良. 半夏的药理作用［J］. 西部中医药，2012, 25(9): 129-131.

［65］汤云龙，史恒军，赵建斌. 延年半夏汤加减治疗萎缩性胃炎42例［J］. 人民军医，1993, 9: 46-47.

［66］洪行球，沃兴德. 半夏降血脂作用研究［J］. 浙江中医学院学报，1995, 19(2): 28-29.

［67］藤守志. 半夏浸剂抗心律失常作用的实验研究［J］. 中华心血管病杂志，1983, 11(2): 103.

［68］张小丽，谢人明. 四种中药对血小板聚集性的影响［J］. 西北药学杂志，2000, 15(6): 260.

［69］朱复南，周英杰.（内经）半夏汤对催眠作用的实验研究［J］. 南通医学院学报，1990, 10(3): 202.

［70］沈雅琴，张明发. 半夏的镇痛、抗溃疡和抗血栓形成作用［J］. 中国生化药物杂志，1998, 19(3): 141.

［71］秦志丰，魏品康，李相勇，等. 金龙蛇口服液合参麦注射液对中晚期胃癌患者肿瘤标志物和免疫功能的影响. 中医杂志，2001, 42(10): 6-7.

［72］王华江，扬宝华，吴勃岩，等. 姜半夏的致突变性研究［J］. 癌变・畸变・突变，1993, 5(6): 20-22.

［73］杨守业，何民. 半夏对大白鼠妊娠及胚胎的毒性研究［J］. 中西医结合杂志，1989, 9(8): 481-483.

［74］姚军强. 半夏的药理作用及其临床配伍运用［J］. 中医研究，2013, 26(2): 3-5.

［75］张丹丹. 半夏药理概述［J］. 中国中医药现代远程教育，2012, 10(20): 99-100.

［76］左志琴，沈志华，辛增平. 试述半夏在方剂中的配伍意义［J］. 河南中医，2008, (08): 88-90.

［77］陈新俊. 半夏的临床应用［J］. 时珍国医国药，1998, 9(4): 303.

［78］王俊伟. 半夏在方剂配伍中的作用［J］. 山西医药杂志，2008, 37(18): 741-748.

［79］李红旗. 张仲景用半夏浅析［J］. 中国民间疗法，2013, 21(6): 7-8.

［80］陈贞月. 论张仲景妙用半夏［J］. 亚太传统中药，2016, 12(3): 72-73.

［81］常庆涛，王越，谢吉先，等. 江苏省泰兴地区半夏生产现状与发展对策［J］. 农业科技通讯，2011, 1: 7-8.

［82］赵喜进，赵帅. 旱半夏发展前景好［J］. 北京农业，2003(1): 9.

［83］霍卫. 2011年半夏出口价格走势分析［J］. 中国现代中药，2012, 14(2): 53, 63.

［84］郭杰，刘政华，谢玲玲，等. 来凤半夏规范化种植发展研究［J］. 现代农业科技，2010, 22: 130-131.

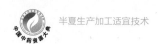

［85］王国祥，蔡子平，刘增新，等. 西和县半夏产业存在的问题及发展建议［J］. 甘肃农业科技，2014, 11: 55-60.

［86］任培星，起建凌. 云南省半夏产业发展探析［J］. 农业网络信息. 2014, 11: 26-29.

［87］鲁斌. 清水半夏产业发展现状与对策［J］. 甘肃农业，2014, (1): 8-9.

［88］何九军. 西和半夏成分分析及产区产业发展［J］. 中国资源综合利用，2015, 33(1): 57-60.

［89］潘平，李伟平，熊明星，等. 我国半夏产业现状及可持续发展策略［J］. 中国药房，2013, 24(31): 2281-2284.

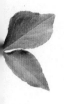